中国医学气功学会推荐功法

ZHONGGUO YIXUE QIGONG XUEHUI TUIJIAN GONGFA

（第二辑）

主　　审　刘天君

主　　编　黄　健

副主编　刘　峰　张海～

编　　委　（按姓氏笔画排序）

马成起　王　健　王长英　邓国峰

田祝均　刘　刚　刘　峰　刘天君

刘亚非　张海波　陈炳旗　姜寅生

徐洪涛　黄　健　章文春　魏玉龙

组织编撰　中国医学气功学会

中国中医药出版社

·北　京·

图书在版编目（CIP）数据

中国医学气功学会推荐功法. 第二辑 / 黄健主编. —北京：中国中医药出版社，2019.1（2024.12 重印）

ISBN 978 - 7 - 5132 - 5389 - 5

Ⅰ. ①中…　Ⅱ. ①黄…　Ⅲ. ①气功—健身运动　Ⅳ. ① R214

中国版本图书馆 CIP 数据核字（2018）第 273197 号

中国中医药出版社出版

北京经济技术开发区科创十三街 31 号院二区 8 号楼

邮政编码　100176

传真　010-64405721

北京盛通印刷股份有限公司印刷

各地新华书店经销

开本 880×1230　1/32　印张 11.25　字数 225 千字

2019 年 1 月第 1 版　2024 年 12 月第 4 次印刷

书号　ISBN 978 - 7 - 5132 - 5389 - 5

定价　36.80 元

网址　www.cptcm.com

服 务 热 线　010-64405510

购 书 热 线　010-89535836

维 权 打 假　010-64405753

微信服务号　**zgzyycbs**

微商城网址　**https://kdt.im/LIdUGr**

官 方 微 博　**http://e.weibo.com/cptcm**

天猫旗舰店网址　**https://zgzyycbs.tmall.com**

如有印装质量问题请与本社出版部联系（010-64405510）

序

　　《中国医学气功学会推荐功法（第二辑）》即将出版，作为主审，我翻阅了全部书稿。这一辑的体例大致与此前出版的第一辑相似，其中推荐的功法共 10 种，数量比第一辑略多。然，相对于气功临床应用的实际，需要或值得推荐的中医气功功法数量还远远不止这些。

　　中医气功功法是中医气功疗法落实于临床的具体治疗措施，犹如中药疗法的方剂。众所周知，中医的方剂数以万计，而且根据人的体质变化和疾病谱的变化，新的方剂还在不断出现。同理，中医气功功法也是在临床实践中不断推陈出新的，新的功法也会层出不穷。诚然，由于气功疗法不同于药物疗法，功法总体数量并不需要太多。因为气功治病的疗效既源于调身、调息、调心的三调操作，又源于进入"三调合一"的气功境界。气功功法均由三调组成，功法的不同即三调的组成搭配不同。不同的功法适合于更有针对性地发挥三调各自的治疗作用，也有利于不同的个体更好地进入"三调合一"的气功境界。

需要着重说明的是，中医气功疗法的独特疗效主要来源于三调合一的气功境界，而并非三调各自的治疗作用。调身、调息、调心三调各自的疗效相当于体育疗法、呼吸体操、心理疗法的疗效，而进入三调合一的气功境界，就会产生气功疗法不同于体育、心理疗法的独特疗效。临床实践表明，进入三调合一的气功境界之后的疗效更显著、稳定，也更深入、全面。所以学练任何一种中医气功功法，不但要学习好三调操作，更要注重进入三调合一的气功境界，这是气功疗法取得疗效的关键所在，也是练功治病的要点和难点。由于进入三调合一的气功境界需要较为长期的气功锻炼，故练功者切忌急于求成，并需要请有经验的气功医师指点门径。

值此书即将出版之际，聊聊中医气功功法练习取得疗效的来源和关键所在，既是与读者共勉，也作为此辑出版的简短序言。

中国医学气功学会常务副会长兼秘书长　刘天君

2018 年 8 月于北京

目录 CONTENTS

CONTENTS

中国医学气功学会推荐功法（第二辑）

基础篇

第一章 气功疗法及其临床应用

气功是我们的祖先在长期医疗和养生保健的实践中，总结而成的一种心身锻炼的方法，气功疗法更是中医药学的重要组成部分。《广雅·释诂》谓"疗，治也"。因此，"疗法"，即"治疗疾病的方法"（《现代汉语词典》）。"气功疗法"，系指以气功为手段来治疗疾病的方法，包括古代的"导引按跷""行气"等。气功疗法自古至今一直是中医重要的医疗措施之一，近几十年来更是引起了国外许多有识之士的关注。

气功疗法的简要历史

气功疗法的历史非常悠久，甚至可以说，气功疗法是与气功功法同时产生的。一般认为，《吕氏春秋·古乐》之"昔陶唐之始，阴多滞伏而湛积，水道壅塞，不行其源，民气郁阏而滞着，筋骨瑟缩不达，故作为舞以宣导之"，《路史·前纪》的"阴康氏时，水渎不疏，江不行其原，阴凝而易闷。人既郁于内，膝理滞着而多重，得所以利其关节者，乃制为之舞，教人引舞以利道（导）之，是谓大舞"，是迄今为止发现的最早的功法——宣导舞、大舞。其中的宣导舞被用作"民气郁阏而滞着，筋骨瑟缩不达"，大舞被用作"腠理滞着而多重"的医疗实践，此或是气功疗法最早的文字记载。马王堆出土文物《导引图》"图文并茂"（配以文字的导引动作图），形象地反映了当时气功疗法的盛况。其实，在长达四五千年的气功发展过程中，气功疗法始终被历代名医大家所青睐，他们或从"三调"的不同侧面入手，或将药物与气功结合，试择要分类举隅如下。

一、"功－药"结合，相得益彰

医学著作中最早应用气功疗法的记载，始见于《黄帝内经》，其中，《素问·奇病论》所载"病胁下满气逆，二三岁不已……病名曰息积，此不妨于食，不可灸刺，积为导引服药，药不能独治也"，开创了气功和药物综合治疗的先河。

被许多人称为医学气功专著的《诸病源候论》，将具体的导引方法列于相应的证候之下，其中的许多方法，经贵阳中医学院的赵邦柱、北京中医药大学的刘峰等整理后，至今仍有应用价值。尽管书中的导引法多属动功的范畴，但关于该书的特色，作者说："其烫熨针石别有正方，补养宣导，今附于后。"即作者并不排除"烫熨针石"等其他方法，故可以认为巢氏也是主张"功－药"结合的。

养阴派代表朱震亨临证主张导引与药物相结合，这在

《古今医案按》介绍的一则医案中得以体现："丹溪治一壮年，恶寒，多服附子，病甚，脉弦而似缓。以江茶入姜汁、香油些少，吐痰一升，减棉衣大半。又与防风通圣散去麻黄、硝、黄，加地黄，百帖而安。知其燥热已多，血伤亦深，须淡食以养胃，内观以养神，则水可升，火可降。"

温病大家叶天士善于将气功疗法应用于热性病的治疗中，《临证指南医案》"吐血门"中的何案和陆案，都是药物疗法与气功疗法结合的典型案例。"络血大去，新血未充"的何案，是一个大失血后恢复期的病例，叶氏为之制订的治疗原则是："下焦阴阳宜潜宜固，中焦营卫宜守宜行，用药大旨如此。至于潜心涤虑，勿扰情志，再于子午，参以静功，俾水火交，阴阳偶，是药饵以外功夫，皆培植生气之助。"对于"血后久咳不已，复加喘促"的陆案，叶氏认为："是本身精气暗损为病，非草木攻涤可却。山林寂静，兼用元功，经年按法，使阴阳渐交，而生生自振。徒求诸医药，恐未必有当。"

二、调心宁神，存想意守

从调心入手，通过意守存想、静神炼意、以意引气等方法治病的记载，在古代医学文献中十分常见。

东晋学者张湛的《养生要集》虽已亡佚，但从他处仍可探其一斑。张氏在气功临床方面，提倡引内气攻局部病证："凡行气欲除百病，随所在作念之。头痛念头，足痛念足，和气往攻之，从时至时，便自消矣。"南宋张锐在《鸡峰普济方》提出的以意领气法，与其十分相似："每体不安处，则微闭气，以意引气到疾所而攻之，必瘥。"

由宋代刘温舒增补的《素问·遗篇·刺法论》中的存想法很有特色，其云："正气存内，邪不可干，避其毒气，天牝从来，复得其往，气出于脑，即不可干。气出于脑，即脑先想心如日。欲将入于疫室，先想青气自肝而出，左行于东，化作林木；次想白气自肺而出，右行于西，化作戈甲；次想赤气自心而出，南行于上，化作焰明；次想黑气自肾而出，北行于下，化作水；次想黄气自脾而出，存于中央，化作土。五气护身之毕，以想头上如北斗之煌煌，然后可入于疫室。"它虽几无实际临床价值，但这种在五行学说指导下的存想方法，乃至其他调心方法应用的思路值得临床医师参考。另外，对于"正气存内，邪不可干"这一中医的"座右铭""口头禅"，事实上作者最早是针对气功疗法而言的，这一点不应被当代学者所忽视。

补土派代表李杲也提倡"静"以补养，如说："当病之时，宜安心静坐，以养其气。"（《兰室秘藏》）"肺气虚也，宜安卧养气……脾胃得安静尤佳。"（《脾胃论》）

王肯堂在《证治准绳》中有气功治疗青盲症的介绍，他说对于"目内外并无障翳、气血等病，只自不见"的青盲症，治疗时如"能保真致虚，抱元守一者"，则"屡有不治而愈"。

在刊于1732年的《医学心悟》中，练功时常用的咽津法被作者程国彭称为"治阴虚无上妙方"，认为对于发热咳嗽吐痰诸症，临证"必须取华池之水，频频吞咽，以静治于无形……主方在吞津液。华池之水，人身之金液也，敷布五脏，洒陈六腑，然后注之于肾而为精。肾中阴亏，则真水上泛而为痰，将并华池之水，一涌俱出，痰愈多而肌愈瘦，病诚可畏。今立一法：二六时中，常以舌抵上腭，令华池之水充满口中。乃正体舒气，以意目力送至丹田。口复一口，数十乃止，此所谓以真水补真阴，同气相求，必然之理也。"

除了医学著作外，一些释家书中也有气功治病的介绍。如天台宗智𫖮和尚在《童蒙止观》《摩诃止观》中有用止法、观法治病的记载，这两种方法究其本质，或也为调心入手之法。

三、调气令和，内以炼脏

六字诀是强调呼气的调息派代表功法，在古代文献中，关于六字诀临床应用的记载甚多，且持续多个朝代。完整的六字诀始见于南北朝陶弘景的《养性延命录》，对于它的临床应用，书中列举了两种方法：一是依症状选字，"时寒可吹，时温可呼……吹可去风，呼以去热，唏以去烦，呵以下气，嘘以散滞，呬以解极"；二是依脏腑选字，"心脏病者，体有冷热，呼吹二气出之；肺脏病者，胸背胀满，嘘气出之；脾脏病者，体有游风习习、身痒疼闷，唏气出之；肝脏病者，眼疼愁忧不乐，呵气出之"。不难看出，其中暗含五行学说、藏象学说等中医基础理论。

唐代大家孙思邈继承了陶氏之说，他在《备急千金要方·养性》中，论述六字诀的临床应用时沿用了《养性延命录》的原则：心脏病者，用吹呼二气；肺脏病者，用嘘气出；肝脏病者，用呵气出；脾脏病者，用唏气出；肾脏病者，用呬气出。具体应用时还以6大病证为例提出了12种调气法："冷病者，用大呼三十遍、细呼十遍……热病者，用大吹五十遍、细吹十遍……肺病者，用大嘘三十遍、细嘘十遍；肝病者，用大呵三十遍、细呵十遍；脾病者，用大唏三十遍、细唏十遍；肾病者，用大呬五十遍、细唏三十遍。"金元四大家之一的寒凉派代表刘完素，对六字诀的应用也颇有研究，他在《素问玄机原病式》中介绍了自己的经验："仙经以息为六字之气，应与三阴三阳、脏腑之六气。实则行其本化之字泻之；衰则行其胜己之字泻之，是为杀其鬼贼也……吹去肾寒则生热，呵去心火则生寒……然以吹验之，吹去肾水寒气，则阳热暴甚，而目瞑昏眩，虚为热证明矣。"

至元代，《修真十书·杂著捷径》中出现了以歌诀形式介绍六字诀的应用，总名为"祛病延年六字法"包括总诀、分诀和孙真人四季行功养生歌，其中前两者与气功疗法有关。①总诀谓："肝若嘘时目睁睛，肺知呬气手双擎，心烦顶上连叉手，肾吹抱取膝头平，脾病呼时须撮口，三焦客热卧嘻嘻。"②分字诀："肾吹气，肾为水病主生门，有疾尪羸气色昏，眉蹙耳鸣兼黑瘦，吹之邪妄立逃奔；心呵气，心源烦躁急须呵，此法通神更莫过，喉内口疮并热痛，依之目下便安和；肝嘘气，肝主龙图位号心，病来还觉好酸辛，眼中赤色

兼多泪，嘘之病去立如神；肺呬气，呬呬数多作生涎，胸膈
烦满上焦痰，若有肺病急须呬，用之目下便安然；脾呼气，
脾病属土号大仓，有痰难教尽择方，泻痢肠鸣并吐水，急调
呼字此丹成；三焦嘻，三焦有病急须嘻，古圣留言最上医，
若或通知去壅塞，不因此法又何知。"

《素问·遗篇·刺法论》载有闭气法治疗肾病的方法：
"肾有久病者，可以寅时面向南，净神不乱思，闭气不息七
遍，以引颈咽气顺之，如咽甚硬物，如此七遍后，饵舌下津
令无数。"

四、引体令柔，外以强形

通过运动形体，导引气血，平衡脏腑，疏通经络，从而
治疗疾病的实践，在古医籍中的记载也是较为丰富的。

除了前述之宣导舞、大舞和《导引图》中的有关记载外，
古籍中记载较多的有八段锦、五禽戏等。

宋代开始流行的八段锦，以七字句的形式，将功法操作
要领与治疗作用融为一体，加之歌诀特有的"互文"修辞手
法，体现了当时医家以动功调和内脏，治疗内脏及其相关疾
病的做法和思路。

攻下派代表张从正创造性地将导引（动功）应用于汗法，
他在《儒门事亲》中指出："导引、按摩，凡解表者，皆汗法
也。"至于具体的导引方法，张氏则推崇五禽戏："所谓导引
而汗者，华元化之虎、鹿、熊、猴、鸟五禽之戏，使汗出如

傅粉，百疾皆愈。"

明代医家李梴在《医学入门》中，结合临床对气功三调的具体操作做了论述："有火者，开目；无火者，闭目。无汗者，闭气至极；有汗者，不必闭气。欲气上者，以治耳目口齿之病，则屈身为之；欲气下行，以通大小二便及健足胫，则偃身为之；欲气达于四肢，侧身为之。欲引头病者，仰头；欲引腰脚病者，仰足十指；欲引胸中病者，挽足十趾；欲引臂病者，掩臂；欲去腹中寒热、积聚诸痛及中寒身热，皆闭气满腹，偃卧亦可为之。但病在头中、胸中者，枕高七寸；病在心下者，枕高四寸；病在脐下者，去枕。"这种方法，可供临床辨证选功、辨证练功时参考。

由陈梦雷原编，蒋廷锡校补刊于1725年的《古今图书集成》的"医部全录"收有120余种医学文献，其中的"脏腑身形""诸疾"各门中多有气功疗法的内容。"身形"中的气功疗法见于头门、面门、耳门、目门、鼻门、唇口门、齿门、舌门、咽喉门、须发门、颈项门、胁门、背颈门、胸腹门、腰门、四肢门、前阴门、后阴门、皮门中的导引法；"诸疾"中的气功疗法见于风门、痹门、暑门、湿门、火门、痰门、咳嗽门、呕吐门、泄泻门、滞下门、大小便门、淋浊遗精门、血门、汗门、渴门、哮喘门、疸门、疟门、厥门、癫狂门、痫门、瘟疫门、瘫痪门、虚劳门、肿胀门、噎膈反胃门、饮食门、积聚门、声音门、颐养补益门、种子门、伤寒门中的导引法。该书中的导引法多数来源于《诸病源候论》《备急千金要方》《养性书》《古今医统》《保生秘要》等医籍。

结合静神、调气的按摩，也是古代医家常用的气功之法。在清代《杂病源流犀烛》的气功疗法中常可见到这种方法。作者沈金鳌认为"医道通仙道。修炼家导引运动之法，所以却病延年者，未始不可助方药所不逮。盖既已却病，自可延年。在修炼家固以延年为主，而欲求延年，必先却病。在医家则以却病为主也。故《杂病源流犀烛》中，于每病方论后，有导引运动之法，可以却此病，即附载于末，总期医者、病者展览及之，以备采用，庶获万病回春也"。书中导引运动方法基本源自明代的《保生秘要》，并将"运功规法"列于卷首，其余则随症分列。有人统计，书中列有导引运动法的病证共46种，包括咳嗽、哮喘、脾病、伤食呕吐等。其所附导引法多简单明了、可操作性较强，如"以手摩擦两乳下数遍，后擦背，擦两肩，定心咽津降气，以伏其喘"，是附于哮喘之后的导引法；"以舌顶上颚，守悬雍，静念而液自生，俟满口，赤龙搅动，频漱频吞，听降直下丹田，又守静，咽数回，大肠自润，行后功效"，是附于便秘之后的导引法。

20世纪30年代杭州祥林医院出版了董志仁（董浩）的《肺痨病特殊疗养法》，将气功疗法称为治疗肺痨病的"特殊疗养法"，书中介绍的功法为源自天津镖局的动功功法——陈家门气功。

五、内气外放，布气调治

古文献中的"布气"，或始见于宋代文学家兼养生家苏轼在《东坡志林》中的记载："学道养气者，至足之余，能以气与人，都下道士李若之能之。谓之'布气'。吾中子迨，少羸多疾，若之相对坐，为布气，迨闻腹中如初日所照，温温也。"现在都称之为"外气"。以布气调治疾病的记载，在古代文献中较为少见。

《晋书》中幸灵以外气治病的案例，可能是外气疗法最早的记载。书曰："幸灵者，豫章建昌人也……又吕猗母皇氏得痿痹病十有余年。灵疗之，去皇氏数尺而坐，瞑目寂然。有顷，顾谓猗曰：扶夫人令起。猗曰：老人得病累年，奈何可仓促起耶？灵曰：但试扶起。于是两人夹扶以立。少选，灵又令去扶，即能自行，由此逐愈。"

此外，与布气关系密切的还有《嵩山太无先生气经》《幻真先生服内元炁诀》等道教文献中的"布气诀"，其云："夫用气与人疗疾，先须依前人五脏所患之疾，取方面之气，布入前人身中，令病者面其方，息心静虑，此与补气，令其自愈，亦咽气息念求除也，自然邪气永绝。"

需要说明的是，气功用于临床的历史虽然非常悠久，但"气功疗法"一词出现的时间却不长，虽然20世纪30年代董氏在他的著作中已经提出，但当时未曾引起大家的注意，直到20世纪50年代由刘贵珍先生再次提出后，才被卫生部认可并逐渐被大家熟知。1955年10月《中医杂志》发表了刘贵珍撰写的《在实验研究中的中医气功疗法》，并对其定义做了初步诠释，这就是气功史上首次出现的"气功疗法"一词；1955年12月19日，在中医研究院开院典礼上，卫生部嘉奖了刘贵珍小组，由时任部长李德全签发的《中华人民共和国卫生部奖状》上的"查唐山气功疗法小组的治疗经验"，标志着政府主管部门对"气功疗法"的正式肯定；1956年3月7日，时任国家主席刘少奇在听取卫生部副部长徐运北、张凯、傅连暲、崔义田、郭子化等的汇报后，提出的意见中包括"气功疗法要提倡、推广，这种疗法并不难学，只要讲几次课，自己就可以做，为什么不去推广"，这是国家最高领导人首次在正规场合对"气功疗法"做出的指示，实际上也确立了其在医疗卫生领域的地位。此后，国内于20世纪五六十年代和七八十年代，先后两次掀起了气功发展的高潮，其间，气功疗法被应用于多种疾病的治疗，并被国家中医药管理局确定为中医的常用治疗方法之一。

气功疗法的主要特点

作为一种中医临床的常用治法，气功疗法既有传统中医疗法的基本特色，同时还具有鲜明的自身特点，主要体现在以下四个方面。

一、整体性

所谓"整体性"，是指气功对人体的作用特点是整体而不是局部的。气功疗法的整体性主要表现为两个方面：一是气功对人体的作用是整体作用，它是以改善整体机能状态、提高整体健康水平为目的的治疗方法。不同的气功功法对于具体病种或机体某一局部病变可以有一定的针对性，但与其他疗法相比较，这种针对性大都还是建立在整体调节的基础上的。因此，气功疗法属于宏观调控的整体疗法。二是气功锻炼的过程是通过调身、调息、调心而达到三调合一，其中三调的操作活动就具有整体性作用，三调合一就更是整体境界了。当练功者通过三调操作达到三调合一的气功境界时，身、息、心高度统一，整体性更为加强，甚至会呈现所谓"牵一发而动全身、系全身而为一发"的状态。因此，气功疗法绝不是头痛医头、脚痛医脚的"对症"疗法，而是调节整体，加强整体，以整体带动局部，从而使疾病得到康复的方法。

气功疗法整体性的特点，使其临床疗效也有两个独特的现象：①"慢条斯理"，即疗效的出现不若某些药物（尤其是西药）那样"立竿见影"，而是需要较长时间准确的气功锻炼以后才会逐渐显现；且疗效出现以后仍然需要刻苦认真的锻炼。②"一举多得"，即许多患者往往是因为某种疾病（如溃疡病）而学练气功的，学成后在溃疡病获效的同时，原有的其他一些"小毛小病"也得到了改善，精神状态更是大为提升。此外，饮食和睡眠改善、感冒次数减少及（或）病程缩短，也是练功者普遍的收获，这些也是整体功能改善和健康水平提高的基本表现。

二、双向性

所谓"双向性",是指气功疗法的疗效特点是对人体功能具有双向调节的作用,即同一种功法甚至相同的练法,可对两种不同机能状态进行良性调节(向正常状态"靠近")。例如,可降低高血压者的血压,也可升高低血压者的血压;可改善甲状腺功能异常亢进,也可改善甲状腺功能异常低下;可使慢性腹泻和习惯性便秘同时得到改善……这些"以平为期"的现象说明,气功疗法的"作用点"并不像西药、手术那样"精准",或许存在如同许多中药那样的所谓"多靶点"作用的可能。

双向性特点为气功疗法同病异治(功)、异病同治(功)提供了依据。

三、主动性

所谓"主动性",是指在治病疗疾的过程中患者始终处于主动地位。气功疗法以自我心身锻炼为主,注重调动患者自身的抗病潜力,充分发挥个体的主观能动性,所以说气功疗法是一种主动疗法。在数千年的医学发展史上,无论是中医还是西医,无论是针灸、推拿还是手术、药物,起主导作用的是医生的技术或药物的性能,患者总是被动地接受治疗,听从医护人员的安排。而气功疗法使患者在疾病面前处于主动地位，患者一旦正确掌握了气功功法，便可以自我调节、自我修复、自我治疗。从被动接受治疗到主动进行锻炼，患者面对疾病的心态和行为发生了根本转变，这对于机体的生理、心理活动能够产生深刻的影响，从而最终影响治疗效果。临床上某些疑难病证应用其他疗法效果欠佳而练气功获得显效，其根本原因即与此变化有关。

既然气功疗法是主动疗法，就需要患者自觉自愿、勤学勤练，并持之以恒才能取得良好的治疗效果。因此，临床上应用气功疗法，往往首先需要转变患者的观念，使之明白从被动转向主动的意义，然后才能有效地学练气功。还需要告诉患者，学练气功要有信心，有恒心，有耐心，抱着半信半疑的态度三心二意地练功是难于奏效的。从这个意义上讲，"信则灵"是有一定道理的。为使患者树立信心，应尽可能地让患者了解气功疗法治病的机理，使其对气功疗法有正确的、科学的认识，这也是关系到治疗成败的重要因素之一。

四、协同性

所谓"协同性"，是指在气功疗法与其他医疗方法之间的协同关系，气功从来不排除任何中西医疗法，相反，长期以来一直坚持与药物、针灸、推拿、手术等其他疗法结合，以求获得"1+1 > 2"的理想疗效。古代气功家关于"功—药结合"的理论与实践，是这种协同性的具体体现（参见第3页"气功疗法的简要历史"）。当代气功学者同样重视这种协同性。如刘贵珍先生在《气功疗法实践》一书中提出了"其他辅助疗法"的概念，提倡练功要与太极拳等医疗体育，以及药物、针灸、按摩等其他辅助疗法相结合，并强调应用"以上的辅助治疗是为了减轻病人练功的阻碍，使之能顺利做功"。有学者曾经长期跟踪气功疗法治疗高血压病的疗效，结果发现，坚持练功加上服用小剂量降血压药的效果明显优于单纯正规服药治疗者。其优点除了体现在降血压的近期疗效外，还体现在其能有效地减少（轻）心脑血管事件的远期疗效。

值得指出的是，这种协同性也具有双向性的特点：一方面，药物、针灸、推拿等中西医疗法的应用，可以提高气功疗法的疗效；另一方面，气功锻炼也能够明显地提高其他疗法的疗效，尤其是针灸、推拿疗法的疗效。

气功疗法的宜忌病证

和其他中西医疗法一样，气功疗法也有其适宜病证和禁忌病证。

一、气功疗法的适应证

气功疗法治疗疾病的范围在半个多世纪以来逐渐扩大。20世纪50年代是20余种，60年代扩大至60余种，主要是消化系统、呼吸系统、心血管系统、内分泌系统疾病；20 世纪 70 年代中期以后，气功疗法迅速普及，所治疗的病种大大增加。据近年的报道与统计，目前气功疗法所治疗的病种已超百种。主要包括以下几大类：

1. 心身疾病：气功疗法属于心身锻炼方法，重在主动调控机体的生理心理功能，因此治疗心身疾病可选气功疗法。临床统计表明，在气功疗法的显效病种中，约有 70% 属于心身疾病。刘贵珍等在气功临床方面颇有经验的溃疡病、邝安堃等长时间跟踪的高血压病等，均属于心身疾病的范畴。此外，老年病大都是心身疾病，应用气功疗法常可获良效。通过气功锻炼，能加强和改善老年人各系统功能，推迟和防止老年病的发生和发展，减轻或消除原有症状。

2. 功能性疾病：气功疗法以治疗功能性疾病见长，因为气功的三调操作均从机体功能调节入手。近年来，受到人们普遍关注的慢性疲劳综合征也是气功疗法的适应证之一。器质性病变也可以应用气功疗法，但一般多作为辅助疗法。

3. 慢性疾病：由于气功疗法的治疗方式主要是自行练功，患者从学练气功到取得疗效需要有一个过程，往往不能立即取效，故气功疗法主要适用于各种慢性疾病。气功治疗急性阑尾炎等虽也有报道，但一般认为，急性病并非气功疗法的强项。

4. 疑难病证：对于中西医均感困难、均无良策的疑难病证，以发挥主观能动性和整体调节为特色的气功疗法提供了从患者方面攻克疾病的手段和措施，有实际应用价值，有时可获得出人意料的效果，因为气功疗法之长恰恰是其他疗法之短。

如果结合中医辨证，上述疾病中辨证属于正气不足的虚证、气血运行不畅的瘀滞证，以及阴阳、脏腑平衡失调之类者，尤其适用气功疗法。这是由于气功疗法长于补虚、调和的特点所决定的。

二、气功疗法的禁忌证

气功疗法的适用范围虽然很广泛，但绝非包治百病。气功疗法的主要慎用和禁忌病证如下：

1. 慎用病证：各种急性传染病、急性中毒、外伤、出血、休克及严重的器质性病变，不在气功疗法的适用范围之内，但可以用气功疗法辅助治疗。

2. 禁忌病证：气功疗法的禁忌证主要是精神疾病，尤其是精神分裂症、狂躁症、抑郁症等重症精神病；较轻的神经症，如神经衰弱、疑病症、强迫症等，如果由有经验的医生指导练功，还可能有很好的疗效。有精神病家族史或病史的精神病高危人群也不宜练功，因为如果练功不当，可能诱发精神病。此外，虽无精神病史或家族史，但有各种类型的人格障碍、思想和行为怪僻的人也不宜练功，这类人容易钻牛角尖，练功出偏的可能性较大。

另外需要指出，在气功疗法适用范围之内的疾病，一般可以以气功疗法作为主要疗法，不在这一范围内而又非禁忌证的疾病，一般可以以气功疗法作为辅助疗法。

气功疗法的临床实施

如同中医其他临床科室的辨证施治一样，气功疗法在具体的临床实施过程中，也主要包括辨证（或辨病）与施治（功）两个步骤。辨证施功与辨病施功都体现了辨证论治的思想，但辨证施功是辨证论治的直接引申，是将中医学对于证候的辨析与功法选择相结合，而辨病施功则是将现代医学的疾病观念纳入辨析范围，将疾病病种与功法选择相结合。

一、辨证施功与辨病施功

（一）辨证施功

从理论上来说，中医临床的所有辨证方法均适用于气功疗法，但实际上中医的外感热病辨证在气功临床基本不用，其他辨证方法的应用也有一定的特殊性。

1. 八纲辨证：在阴、阳、表、里、寒、热、虚、实八纲中，气功临床用得较多的是寒热、虚实辨证，由于寒证、虚证属阴，热证、实证属阳，故阴阳辨证也常用于气功疗法。针对疾病寒热、虚实的不同属性，气功与中医其他学科一样，也以"寒者热之、热者寒之，虚者补之、实者泻之"为基本治则，采用不同的调身、调息、调心的方法，来达到疗病养生的目的。

古人在八纲辨证指导施功方面积累了很多经验。

（1）关于阴阳与练功：《长生胎元神用经》云："鼻吸清气为阳，口吐浊气为阴。"存气闭息，可以去寒；呼出浊气，可以清热。因此，阳虚者应练吸，即注意吸气，延长吸气时间；反之，阴虚者练呼，即注意呼气，延长呼气时间。调心操作中的阴阳变化更为丰富，特别是体现在意守、存想之中。意守下部"阴窍"可潜阳；意守上部"阳窍"可升阳。《气功至妙要诀》中说："阳时用阳气，存想在阴冷病灶部位，阴时用阴气，存想在火热病灶部位。冬月想房室，用阳气入来觉温热，夏月在家中，用阴气入来觉清冷。用阴气冷如冰雪，用阳气如火烧身。"《养生醒醐》中说："人心思火则体热，思水则体寒。"

气功疗法临床中的动静辨证可归入八纲辨证范畴，与阴阳表里均有关系。因为动静的辨析在气功疗法中具有纲领性的作用，且动属阳、静属阴，阴阳的属性分明。气功功法有偏于静的内功，其动为"静中动"，有偏于动的外功，其静为"动中静"，动静的合适与否，对人体的阴阳平衡有影响。《皇极经世书》中说："动之始则阳生焉，动之极则阴生焉。""静之始则柔生焉，静之极则刚生焉。"就练功治病而言，阴盛阳虚的人，一般应该偏重于练动功，阳盛阴虚的人，则应偏重于练静功，倘若进一步深究，则动静阴阳，更有"极变"的关系。张志聪在《黄帝内经素问集注》中引用邵子注释说道："动之始，则阳生，动之极，则阴生；静之始，则柔生，静之极，则刚生……故阴阳之理，极则变生。"这段论述源于《内经》的"阳极生阴，阴极生阳"，但邵氏把动静与阴阳变化的关系更好地结合起来，可作为辨证施功之参考。

（2）关于寒热虚实与练功：《养生肤语》说："虚病宜存想收敛固秘，心志内守之功夫以补之；实病宜按摩导引，吸努捅摄，外发之功夫以散之；凡热病宜吐故纳新，口出鼻入以凉之；冷病以存气闭息，用意生火以温之。此四法可为治病捷径，胜服草木金石之药远矣。"如果是阴虚阳亢之证，宜选滋阴潜阳的降气法、泻热法。一般而言，向上向外的升式开式可以升阳，向下向内的降式合式可以潜阳。滋阴潜阳的治法体现于气功的三调，具体操作中姿势宜采用头高脚低位，如下按式站桩或平坐式，呼吸强调呼气的锻炼，并注意配合应用"搅海吞津"，意守可改为守外景或人体的下半部位，存想的内容以阴性、凉性、寒性为主，如"存想冰雪"法。如果是阳虚阴盛之证，宜选用益阳消阴的合法、升气法，三调与滋阴潜阳相反，姿势多用平卧式，甚至用头低脚高位的平卧，或采取握固盘坐位，呼吸强调吸气相，意守改为内守，意守的内容以阳性、温性、热性为主。

2.脏腑经络辨证：在辨证施功过程中，如果说八纲辨证偏重于定性，脏腑经络辨证则偏重于定位。值得注意的是，气功临床在应用脏腑经络辨证时，往往将其与五行学说紧密联系，把声音、时间（或季节）、方位、色彩及脏腑、经络等作为一个整体看待。无论是古代人士对六字诀的辨证应用，还是当代学者对五行掌的临证应用，均体现了这一特色。

古人在脏腑经络辨证指导施功方面积累了很多经验。

（1）关于练功调理脏腑：《黄帝内经五脏六腑图》及《遵生八笺·四时调养笺》中提到的调补五脏的存想方法：修养肝脏法"以春三月朔旦，东面平坐……吸震宫青气入口，九吞之"；修养心脏法"当以四月五月弦朔清旦，面南端坐……吸离宫赤气入口，三吞之"；修养肺脏法"当以秋三月朔望旭旦，向西平坐……思吸兑宫白气入口，七吞之"；修养肾脏法"当以冬三月，面北向，平坐……更北吸玄宫黑气入口，五吞之"；修养脾脏法"当以夏季之月朔旦，并三季后十八日，正坐中宫……思吸坤宫黄气入口，十二吞之"。这套功法综合运用了五行中时间、方位、颜色等因素，调理五行归属与之相同的脏腑。正二三月，为春之季，主升发，内合肝脏，外通东方之气，其色青，五行均属木，故可以修养肝脏；四月五月，是夏之季，内合心脏，外通南方之气，其色赤，五行均属火，故能调补心脏；七八九月，乃秋之季，内合肺脏，外通西方之气，其色白，五行均属金，故能补益肺脏；十月十一月十二月，为冬之季，内合肾脏，外通北方之气，其色黑，五行均属水，故可长养肾脏；脾脏位居中宫，不独掌一季（季夏湿令主掌，土主运化，故脾脏独主六月），而分寄四傍，于四季各十八日，其色黄；五行均属于土，故可增益脾脏。

（2）关于练功与经络：气功疗法疏通经络多采用循经导气法进行辨证施功，如通十二经和通八脉等功法；也可以通过意守相应的经穴，或在病变经穴上直接拍打、推拿，以激发经气运行。古代医家气功在这方面积累了很多经验，如提出"形正则气顺"，就是说明调身时形体正，则经络通，从而气血运行顺畅；而循经按摩、拍打导引也多以经络上的穴位为中心，按经络走向、路线进行，如三线放松功。

另有一些气功功法直接以开通经络、促进经气运行为目的，如小周天功法、真气运行法都重视任督二脉统领、调节十二正经的作用。真气运行法在修炼的最初百日，以打通小周天（即打通任督二脉）为基本目标。大周天功法则是在小周天锻炼有成的基础之上，依据奇经八脉、十二正经之循行特性进行的气功修炼。其循十二正经者，以总体循行特点为依据，例如手三阴经从胸走手，手三阳经从手走头，足三阳经从头走足，足三阴经从足至腹胸；并强调冲脉在练功中的作用。

3. 精气神辨证：中医学认为，精、气、神是人体内的"三宝"，对于保持和维护人体生命活动具有重要作用，三者的缺乏或功能低下都将导致疾病的发生。气功疗法对精、气、神作用的探究较其他疗法更为深入。古代修炼家对精、气、神三者及其关系的认识各有侧重。如重精者，谓精属水，《龙虎经》云"水能生万物"。故张介宾说："精为天一所生，有形之祖。"重神者，谓"虽神由精气而生，然所以统御精气而为运用之主"。故《圣济经》说："神者，生之制也。"重气者，谓"生化之道，以气为本，天地万物莫不由之"。故李东垣说："气者，精神之根蒂也。"实际上，精、气、神互为其根，正如《淮南子》中指出的："夫形者，生之舍也；气者，生之充也；神者，生之制也。失位则三者伤矣。"宋代张伯端在《青华秘文》中说："元神见而元气生，元气生而元精产矣。"

道家气功则以"炼精化气，炼气化神，炼神还虚"为宗旨。一般认为这是练功中循序渐进的三个阶段。"炼精化气"以练形为主；"炼气化神"以练气为主；"炼神还虚"以练意为主。故而不同的阶段所选用三调方法与境界也不尽一致。此外，尽管精气神分属不同的脏腑，但锻炼精气神的方法与脏腑辨证方法并不完全匹配。炼精阶段可以与脏腑辨证相结合，灵活选用功法；炼气、炼神阶段则更偏重于整体功能的调整、整合。通常情况下，"炼精化气"阶段当以小周天功法为主，它是其他两个阶段的筑基功法，小周天功有成时，不但可以使人体整个的机能状况有一个质的改变，而且还为"炼气化神""炼神还虚"阶段的修炼打下了坚实的基础。

（二）辨病施功

辨病施功，又称专病专功，它是指某种功法或某功法中的一些部分对某种疾病或症状具有明显的治疗作用，在明确诊断的基础上可以直接选用这些方法进行练习，它是传统医疗气功方法与现代医学结合的尝试和经验总结。例如，临床上选用新气功疗法治疗癌症有一定疗效，为此，凡是癌症病人均可在临床医师的指导下采用新气功疗法进行有序的练习。但气功疗法中辨病施功的特异性并不像特效药那样分明，往往是一种功法对于某种疾病效果比较突出，但也可以用于治其他疾病。例如，新气功疗法临床上多用于治疗癌症，但也可以用于治疗其他心身疾病。

临床实践中，气功疗法常常将辨证施功与辨病施功相结合，互为补充。一种功法可以治疗多种病证，如内养功可以治疗消化性溃疡、慢性胃炎，还可以治疗支气管哮喘等；同时，同一种疾病也可以用多种功法来治疗，如治疗高血压病的常用功法有放松功、站桩功、松静功、六字诀等。目前气功临床选功常主要针对某一病证所表现出的不同证候特点，选择一个主要对证功法，同时配合其他辅助功法进行对症治疗。

此外，气功疗法还非常注意因人、因时、因地施功，相关内容可参阅刘天君、章文春主编，中国中医药出版社出版的全国中医药行业高等教育"十三五"规划教材《中医气功学》。

二、施治方式

气功疗法的治疗方式是指气功治疗过程的操作形式，可分为内练法和外调法两大类。气功治疗方式的选择与气功处方有关，上述的气功处方主要用于内练法，是给予患者的气功处方。外调法也需要气功处方，但那是医生自己练功、发功的设计安排，通常无须告知患者。

1. 内练法：内练法是在医师经诊断开具气功处方后，让患者自己练功治疗疾病的方法，其作用是调动患者自身潜在的康复能力愈病，不借助外力，故称为内练法。它是气功疗法的主要治疗方式。具体应用时，可依据辨证施功或辨病施功的原则，为患者选择相应的功法并指导其准确锻炼。

医师在临床上采用内练法，即教功治病。故医师必须对所选定的功法有全面深入的了解，不仅要知其然，而且要知其所以然，同时，更要有练功的亲身体验，才能够在临床治疗时为患者示范指导、答疑解难。如果医师自己对气功似懂非懂，又没有多少练功体验，就很难与患者进行功理功法方面的交流，更谈不上正确的辨证施功和因人施功了。

有经验的气功医师，对适合气功治疗的患者，诊断之后应制订出具体治法，在治法基础上制订气功处方，这是中医治疗学理、法、方、药（功）一线贯穿的整体思想在气功治疗中的应用。但与中医的其他疗法相比，气功疗法对治法的要求比较简单，往往确定补泻即可。气功处方中的功法可以选古今临床应用的各家功法，也可以依据三调的操作原理编创新功法。

2. 外调法：外调法主要是外气疗法，也包括气功推拿、气功点穴、气功针灸等，有接触和非接触两种方式。医学界及科学界有专家对外气治疗持有不同的看法。

外气疗法是指气功医师运用一定的技巧，有意识地将自身的内气发放于外，作用于患者并达到治疗目的的方法。外气疗法有一定的临床效果，但对其效果的机理有不同解释和争议，或认为是心理效应，或认为是物理效应、生物效应等。

三、施功过程

气功疗法的施功过程包括内练法和外调法的实施。外调法由医师为患者治疗，其实施是发气治病的过程；内练法由医师教授患者练功，其实施是教功治病的过程。这里主要介绍后者。由于气功疗法的主要治疗方式是内练法，这就要求气功医师开具气功处方后指导患者练功治病，其实施过程包括教功、领功、查功三项基本内容。具体内容与方法可参见刘天君、章文春主编，中国中医药出版社出版的全国中医药行业高等教育"十三五"规划教材《中医气功学》。

气功疗法的机理探讨

随着对气功研究的深入，对气功疗法可能的机理也逐渐清晰，这些机理大致可归纳为三个方面。

一、平衡阴阳，协调脏腑

气功疗法，究其本质是发挥人体潜在机能的医疗措施，使机体失衡的某些功能恢复平衡是其所长。以调心为例，从现代生理学观点看，调心活动实际上是对神经系统，尤其是对中枢神经系统的功能进行调节。实验研究发现，练功入静时大脑皮质额叶、顶叶的细胞电活动的有序化以及皮质各区域电活动的同步化有增强的趋势，这表明气功锻炼对中枢神经系统能起到良好的调整作用，并促进其对全身各系统功能活动的调节，从而改善整体的功能状态。再如调息，练功时如延长呼气时间，可使副交感神经系统的兴奋性增高，表现为心率减缓、血压下降、唾液分泌增多、胃肠蠕动加快，延长吸气时间则相反。调身操作也可获得此类作用。气功效应研究中发现，气功锻炼对 cAMP、cGMP 的含量及比例有调整作用，这也从一个侧面印证了气功平衡阴阳的作用。

二、疏通经络，行气活血

气功疗法治疗某些肢体疾患及痛证的疗效，说明其有一定的行气活血作用；实验研究中发现的静功锻炼时毛细血管形态改善、微循环加速、血黏度向好等现象，均说明了气功疗法的疏通经络的作用。此外，气功治疗溃疡病等消化系统疾病、高血压等心脑血管疾病、哮喘等呼吸系统疾病，以及气功在延缓衰老的过程中，也蕴含其通经行气、活血化瘀，即所谓"通"的作用。广义的"通"，还包括其对通利二便、通畅呼吸、活络关节等的作用。

三、补养元气，填精益神

实践证明，气功对人体的精气神均有补益作用。古人认为，精气神是构成人体的三大重要物质，也是人体各部分功能活动的物质基础和外在表现。人体的气有五大功能，即推动作用、温煦作用、防御作用、化生作用和固摄作用。精与神也是如此，对人体而言，它们各有各的作用。以下三个现象就是"补"的具体体现：一是许多人练功后感冒少了，即使偶患感冒，症状也常较以往轻，病程也比较短。这是气的防御作用增强之故，在实验研究中表现为练功者免疫功能的某些指标（如 NK 细胞活性等）的提高。二是练功者在练功过程中所出现的一些共同现象，最常见的如食欲增强、大便正常、体力旺盛等，这是气的推动作用、化生作用增强之故；实验研究中心肺功能与骨密度等改变的结果，从传统理论上讲也是"补"的结果。三是一定时间的锻炼后老年人的智能得到明显改善，表现为心算速度加快、记忆广度提高、多项智力指标改善等，这是健脑益智的具体体现。

（黄　健）

功法篇

第二章 八段锦

特点与渊源

八段锦是一套传统的医学气功功法，其中的"锦"字，繁体作"錦"，由"金""帛"组成。"帛"古为丝织品的总称，"金"表示珍贵，两字连用表示精美华贵的高档丝织品，以此暗喻本功法的珍贵程度；"八"字，既指该套功法由八个动作组成，同时"八"也暗示八个动作是一个整体，它们之间相互配合，互相联系，实现一致的疗效。

一、功法特点：天人合一气机畅

本套中医气功八段锦功法的特点主要体现在以下几点：一是整体观念、天人合一。整体观念是中医学的重要特征，人本身是一个整体，人与自然、人与社会都是一个整体，天人合一正是中医整体观的一种体现。本套中医气功八段锦正是在整体观指导下练习的，在练功之初的起式、最后的收式以及每一节练功起承转合过程中，都注重内心安静，体会形体、呼吸、意念与周围环境及大自然融为一体，体会葛洪"人在气中，气在人中，自天地至于万物，无不须气以生者也"的境界状态。二是松紧结合、张弛有度。松，指习练八段锦过程中身体的肌肉关节、意念情绪放松而不懈怠的状态，即动作不僵硬，动作路线如画圆弧，各关节均处于自然舒展的状态，神意保持轻松愉悦。紧，是强调每节功法定式的时候肌肉舒缓而持续用力，呈现一上一下、一左一右、一前一后的二争力，保持持续的抻拉状态。八段锦通过这种松紧内外的配合，可以充分放松并畅通人体的五脏六腑与四肢百骸，使经络疏通、脏腑安和而身心健康。三是注重呼吸、屏息调气。呼吸是八段锦练习过程中的重要操作技术，每式动作每次练习一般都配合一定的呼吸，在呼与吸之间还有屏气操作。通常而言，吸气有助阳的效果，向上、向外的动作或者准备由静转动时，一般配合吸气。呼气有益阴的作用，向下、向内的动作，或者动作由动转静，一般配合呼气。屏气时，操作者不呼不吸，意念聚集，有强化相应姿势作用的效果。

二、功法源流：见于宋代流传广

八段锦究竟为何人、何时所创，尚无定论。但从湖南长沙马王堆三号墓出土的《导引图》可以看到，其中至少有 4 幅图示与八段锦的有关动作相似。南北朝时期陶弘景所辑录的《养性延命录》也有类似的动作图示。八段锦之名，最早出现在南宋洪迈所著《夷坚志》中，"政和七年，李似矩为起居郎……尝以夜半时起坐，嘘吸按摩，行所谓八段锦者"，政和七年为北宋末年，这说明八段锦在北宋即已流传于世。八段锦在流传中出现了许多流派，有立式坐式之分、南派北派之别、文武八段之异等。现存文献中，有关立式八段锦的内容最早出现在南宋曾慥著《道枢·众妙篇》中，之后在南宋陈元靓所编《事林广记·修身秘旨》中定名为"吕真人安乐法"，并出现歌诀化。明清时期，立式八段锦有了很大发展，并得到了广泛传播，清末《新出保身图说·八段锦》以"八段锦"为名，并附绘有图像，形成了较完整的动作套路。与一般功法不同的是，八段锦八节功法的名称一直以包含动作要领和主要作用的七字句歌诀命名。其歌诀为："两手托天理三焦，左右开弓似射雕（旧称'左肝右肺似射雕'），调理脾胃须单举，五劳七伤往后瞧，摇头摆尾去心火，背后七颠百病消，攒拳怒目增气力，两手攀足固肾腰。"中华人民共和国成立后，随着传统医学和中医气功学研究的深入，陆续出现了很多介绍、研究八段锦的著作、文章；习练八段锦的群众逐年增多，八段锦作为中医气功的重要功法以及民族传统体育的一个项目，进入我国大专院校课程。这些都极大地促进了八段锦理论和应用的发展，丰富了八段锦的内涵。

三、功法作用：防病治病效果彰

随着八段锦的广泛普及，应用也越来越广泛，它的医学疗效与健身功效也逐步被现代科学所证实。目前八段锦在许多慢性疾病的临床治疗与康复中取得了较好的效果。如对心血管系统疾病可以改善心功能、控制血压，对呼吸系统疾病具有改善肺功能、增加肺活量的功效，对内分泌系统疾病可以改善糖、脂代谢，对风湿性疾病可以增加关节活动度，降低炎症指标。此外，还有改善慢性疾病患者心理状态、延缓衰老以及提高生活质量等功效。研究表明，八段锦可以应用于腰椎间盘突出症、颈肩部肌筋膜疼痛综合征、中风后遗症、2型糖尿病及其合并的焦虑抑郁、代谢综合征、抑郁症、慢性阻塞性肺疾病、高脂血症、高血压、肥胖、强直性脊柱炎、骨关节炎、失眠、偏头痛、经前期综合征、更年期综合征等多种疾病的治疗、预防及康复。

四、功法传承：研古求今为健康

八段锦功法的传承久远，版本众多。本套八段锦是笔者在北京中医药大学求学期间，得到气功教研室李玉环老师、刘天君老师传授后，根据中医基本理论尤其是中医的整体观念、天人合一思想，中医气功具象思维理论，结合自身的练功与教功体会，对个别动作进行了调整，对呼吸操作与意念活动进行了补充说明，使本套八段锦更具有中医特色，更体现气功境界，更展现医疗价值，以利于八段锦的临床应用与推广传播。

❧ 人物链接 ❧

张海波，男，北京中医药大学副教授，中医气功方向硕士研究生导师，研究方向为中医气功临床基础与应用研究。中医气功方向医学硕士、博士，北京协和医学院生物医学工程博士后。现任北京中医药大学针灸推拿学院副院长，中国医学气功学会副秘书长，长期从事中医气功的教学、临床、科研、科普与文化推广等工作。

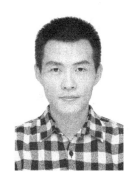

练法与作用

预备式

1. 调身：两脚并拢，自然站立，目视前方。双臂自然下垂于体侧，手掌朝内。躯干及头颈部保持中正，轻闭双唇，舌尖轻贴上腭，眉心舒展，下颌微收，似笑非笑（图2-1）。

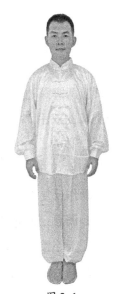

图 2-1

2. 调息： 鼻吸鼻呼，自然呼吸或逆腹式呼吸。

3. 调心： 意守下丹田［本功法所指下丹田即肚脐（神阙穴）的深处］，内心安静，与周围环境融为一体，体会轻松舒适愉悦的感受。

4. 操作提示： 起式注意身体与内心都要放松，心平气和，环境幽静，以利于练功。

5. 主要作用： 本式可使练习者身体放松，注意力集中，逐渐进入身心安静的练功状态。

第一式　两手托天理三焦

1. 调身： 重心右移，左脚向左迈开一步，两脚掌心距离约与肩同宽，平行站立。两手从体侧捧气向前，转掌心向上，双手十指交叉于小腹前。手掌体前捧气上托，当两臂抬至肩、肘、腕相平时，在胸前翻手掌向外再向上，双臂伸直，上托于头顶，两脚踩地，停顿数秒（图 2-2）。松开交叉的双手，自体侧向下划弧拢气，慢慢落于体侧，左脚收回。接着重心左移，右脚向右迈开一步，重复以上动作，如此左右动作反复 6～9 次。

2. 调息： 逆腹式呼吸，两手上升时吸气，托天停顿时屏息，两手下落时呼气。

3. 调心： 意想两手捧气上升、下落，

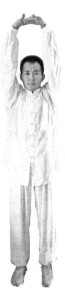

图 2-2

托天停顿时，体会顶天立地的感受，重点体察上中下三焦乃至全身放松舒展、气血畅通的感受。

4. 操作提示：两手上托时，注意小腹微回收，不要挺肚，不要翘臀部。上托到极致时，要注意头顶百会上顶，脚心涌泉下踩，保持上下抻拉感，此时可以屏住呼吸片刻，屏气时间因人而异，以不憋气为度。下落时，要注意沉肩坠肘，手腕部放松，上体中正。

5. 主要作用：小则言之，人体内有三焦，胸膈以上为上焦，胸膈与脐之间为中焦，脐以下为下焦。大则言之，天地人为大三焦。三焦通畅，则人体五脏六腑功能正常，双手上托下落，配合呼吸意念，可调畅人体之气上下通达，内外协调。该式几乎适用于各种人群，各类疾病，尤其长期坐办公室，精神易疲劳，身体肌肉多劳损酸痛等人群。

第二式　左右开弓似射雕

1. 调身：重心右移，左脚向左迈开一步，大致两肩宽，双腿屈膝下蹲成马步，两手自体侧拢气上升，抬至胸前交叉，左手在外呈剑指，右手在内握固。接着向左做拉弓状，剑指指尖向上，转头凝视远方，拉至极致，开弓如满月，停顿片刻（图 2-3）。两腿直起，两手臂伸展向下划弧拢气，还原体侧，目视前方。再换右侧，重复如上动作。左右交替6～9次。

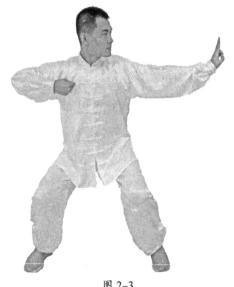

图 2–3

2. 调息：逆腹式呼吸，两手上升时吸气，拉弓时呼气，拉弓如满月停顿时屏息。

3. 调心：左右拉弓时，目光凝视远方，如弓箭伺机待发，体会左右抻拉、心胸开阔的感受。

4. 操作提示：左右开弓时，做弓箭手与剑手之手臂处在同一水平线上，形成左右对拉力，如同拉弓射箭。马步高度可因人而异，视情况调整，注意保持腰背中正竖直姿势。

5. 主要作用：左右开弓可以舒展肺经、心经、心包经三阴经经气，提升心肺功能，因而该式具有较强的宽胸理肺强心的功效。且可改善气滞上焦所带来的胸闷、憋气等症状。适用于长期伏案工作、心肺功能较差、驼背等人群。

第三式 调理脾胃须单举

1. 调身：重心右移，向左迈开一步，两脚与肩同宽，两臂自然下垂，掌心向内。两手捧气上升，指尖相对，置于中脘穴。右手转掌心向下，左手上托，至胸前指尖向右，至面部指尖向前，至头侧指尖向左，至头上方指尖向后，至臂伸直指尖向右，与此同时右手下按，逐渐转指尖向前，置于右大腿侧，停顿片刻（图2-4）。左手自左上方缓缓划弧拢气下落，右手顺势划弧转掌心向内，随后收回左足，两手向下划弧拢气，自然下垂，置于体侧，还原到预备式。再出右脚，重复如上动作，如此左右交替6～9次。

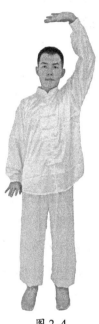

图 2-4

2. 调息：手上升时吸气，上撑下按停顿时屏息，下落回收时呼气。

3. 调心：意守中脘穴，默念并体会"健运脾胃，升降正常"。

4. 操作提示：单举时，上升的手呈螺旋状上升，上撑下按时，力在掌根，意守中脘，舒展身体，体会中焦脾胃被拉伸的感觉，注意用力均匀，保持身体中正不偏倚。

5. 主要作用：脾胃为"后天之本"居于人体之中焦，是人体五脏功能正常的重要枢纽。此式两臂交替上举下按，上下对拔形成二争力，牵拉脾胃肝胆等脏器经络，能调节胃肠蠕动，改善消化功能。上托可助脾胃向上运输食物精华的功能，下按可增加脾胃向下运输食物糟粕的能力，从而达到提高人体消化吸收，利于维持五脏之气升清降浊的效果，因此能够健脾益胃、调谐五脏。意守中脘穴能够增强脾胃消化吸收功能。该式适用于脾胃虚弱、消化功能差、饱食以及腰背酸痛等人群。

第四式　五劳七伤往后瞧

1. 调身：两脚并拢，两手从体侧拢气回收，两手重叠，敷于肚脐（掌心向里，男左手在里，女右手在里）。逐渐从上向下转动脊椎，向左侧背后望去，保持肩和胸不动，感受颈椎和胸椎形成二争力，随后胸椎从上向下缓缓向左转，保持腰椎和胯不动，感受胸椎和腰椎形成二争力，再将腰椎和胯缓缓向左转，保持脚踝不动，感受周身与脚踝形成二争力，停顿片刻（图2-5）。再从下向上逐渐将下肢、腰椎、胸椎、颈椎依次缓缓转向正面。再转头向右侧背后望去，重复如上动作，如此交替6～9次。

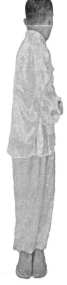

图 2-5

2. 调息：向后转动时吸气，停顿后瞧时屏息，回转身体时呼气。

3. 调心：意守肚脐深处的下丹田，体会周身轻松，神意悠闲，如仙鹤收翅，起身四顾。

4. 操作提示：此式操作的核心有两点，一是意守下丹田，二是左右往后瞧，而瞧的关键是脊柱从上向下、从下向上的转动。在左右转动后瞧时，头顶百会上提，下颏微收，两脚踩地。

5. 主要作用：五劳源于人体五脏功能低下，人有肝、心、脾、肺、肾五脏，因此有五劳之分。七伤指因为喜、怒、忧、思、悲、恐、惊七种情绪变化引起的内脏功能紊乱。往后瞧可以舒畅后背气机，牵拉刺激人体后背脊柱两侧的背俞穴，这些穴位可以直接反映和调整脏腑的功能。同时，意守丹田还可以引气归原，培补下丹田的气机，固本培元，进而起到补虚的作用。此式适用于各种虚损以及高血压、脊柱疾病、眼病、疲劳易外感等诸多人群。

第五式 摇头摆尾去心火

1. 调身：左脚向左横跨一大步成马步，两手自体侧拢气向前，向上到膻中穴前，再向下，两手反按大腿上，指尖相对。头向左侧倾斜，左肩沉降，左胯沉降，催动右胯与尾骨向右侧上翘摆动，目视右足尖的延长线方向，右臂绷直，左臂弯曲，以助尾部摆动（图2-6）。停顿片刻，躯干再缓缓摆至正位。随着两腿缓缓伸直，顺势两手臂向上、向外、向下划弧拢气回收，缓缓下落于体侧，同时收回左腿。再换右脚向右横跨，重复如上动作，如此左右交替6～9次。

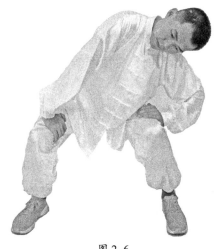

图 2-6

2. 调息：两手拢气上升时吸气，下落按于大腿时呼气。摇头摆尾时吸气，停顿时屏息，躯干逐渐摆正回收时呼气。

3. 调心：吸气时意守下丹田，呼气、屏息时意守足心涌泉。

4. 操作提示：此式在摇头摆尾时，要注意左右方向，不要做旋转，头向左侧摇时，尾骨在胯以及丹田气的催动下向右侧摆动，整个脊柱以腰部为轴，两端的颈部与尾椎处做左下右上的对向拉伸。

5. 主要作用：心在五行属火，居于上，肾在五行属水，居于下，当心肾相交，水火互济时，心肾两脏功能才能协调平衡。此式的摇头摆尾动作，重在交通心肾，并强健腰脊，促进肾水上达于心而济润心火，心火下达于肾而归原。结合呼气时意念集中于足心涌泉，可引气血下行，以泻心火。此式适用于患有脊柱疾病、盆腔疾病，以及易口舌生疮、失眠、心烦、自感心脏跳动不安等的人群。

第六式　两手攀足固肾腰

1.调身：两手经体前捧气上升，按于两胁，指尖相对，温熨片刻，两手向后摩运，按于腰部，温熨片刻。头后仰，尾骨上翘，挺胸收肘，停留片刻后缓缓摆正。两腿伸直，身体从上到下慢慢前俯，两手顺势沿腰臀部、双下肢后侧下至足跟部，再向前贴于足尖，做收腹拱腰头面贴腿两手攀足的动作三次（图2-7）。随后从下到上缓缓伸直腰背，双手上升，如此反复6～9次。

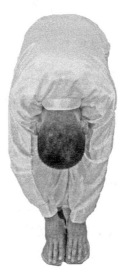

图 2-7

2. 调息：头往后仰，尾骨上翘，挺胸收肘时吸气，摆正时呼气。收腹拱腰头面贴腿时吸气，然后屏息放松时呼气。

3. 调心：两手按于腰部时，意守肾脏。两手攀足时，意守肾腰部，默念并体会"肾气充足"。

4. 操作提示：身体后仰应以身体平衡稳固为度，保持全脚掌着地。向下弯腰时注意脊柱从上向下逐节弯曲，两手攀足时两腿膝关节要保持挺直，不可弯曲，并切勿翘头。弯腰的程度要量力而行，不要强求。

5. 主要作用：腰为肾之府，此式通过俯仰、温熨和意守腰部，能够培补肾气，摩运腰部可以通达带脉，攀足固肾腰下按，可以调畅督脉与膀胱经，前俯后仰又可以通调任督二脉。此式适用于肾气虚损的各类疾病，诸如腰痛、男科、妇科、水肿痰饮、用眼过度、视力模糊等人群。

第七式　攒拳怒目增气力

1. 调身：重心右移，左脚横跨一大步变马步，两手拢气上升，提至两侧腰间握固成拳，拳心向上。将左拳向前冲出，同时旋转腕部变成拳心向下，同时怒目圆睁，注视左拳冲出的远方，右手位于腰间向后拉（图 2-8）。左拳小指、无名指、中指、食指、拇指依次打开，掌心向下，立掌转掌心向前，指尖向上，转动指尖，向左，向下，再向前，掌心向上，拇指、食指、中指、无名指、小指依次屈曲成拳握固。两拳收回腰间，随后变掌，向两侧拢气回收，收回左脚。再伸出右脚，重复如上动作，如此左右交替 6～9 次。

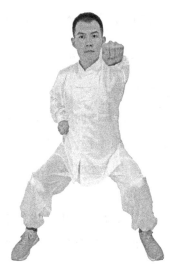

图 2-8

2. 调息：两手拢气上升吸气，置于腰间屏息，出拳开指呼气，立掌转掌屏息，合指收拳吸气，拢气回收呼气。

3. 调心：意守下丹田，冲拳怒目圆睁时意想生机勃发，合指收拳时意想收气入体。

4. 操作提示：此式操作重点看似在于双手，实则是力发全身。怒目圆睁，攒拳握固，下肢马步，意守丹田，存想气机收合，要求从下到上，将全身之意气力贯于拳掌，使全身形、气、神都得到充分的锻炼。

5. 主要作用：此式发挥作用的关键是在马步基础上怒目冲拳与收拳。出拳时要怒目瞪眼，注视冲出之拳的远方，通过意守丹田，借助手掌的变换与意想操作，来培补内气，增长气力。此式适用于身体虚弱的众多人群，尤其适合肝气不足、易疲劳、体质虚弱，以及久坐、肌肉酸软等人群。

第八式　背后七颠百病消

1.调身：两臂自然下垂置于体侧，两手自体侧向前拢气上升，至小腹肚脐前，转掌心向下，随着两手下按，置于体侧，指尖向前，同时足跟上提，停顿片刻（图2-9）。足跟下落着地，两手掌心向内，还原体侧，全身放松，如此反复6～9次。

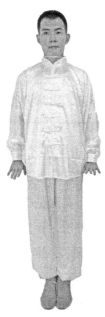

图 2-9

2.调息：两手拢气上升、转掌下按、足跟上提时吸气，停顿时屏息，足跟下落时呼气。

3.调心：足跟上提时意守百会，引领周身气机上升，足跟下落时意守涌泉，引领周身气机沉降，并体会周身放松。

4.操作提示：脚跟上提时，注意头顶百会上领，会阴上提，收腹不要挺肚子，同时沉肩坐腕下按，尽量拔伸脊柱督脉，并掌握好身体平衡。脚跟下落时，速度要适中，开始要略有缓冲。

5.主要作用：人体是一个气机升降平衡的有机整体。该式两脚跟有节律的弹性起落，通过牵拉与震动，使人体气机升降功能得以提高，并增强人体平衡协调能力。该式广泛适用于大部分不爱运动，处于亚健康状态的人群。

收式

1. 调身：两脚并拢，两手从体侧拢气回收，两手重叠，敷于肚脐（掌心向里，男左手在里，女右手在里）。见图 2-10。

2. 调息：深呼吸（逆腹式呼吸）3 次，然后自然呼吸。

3. 调心：意守下丹田，安静养气 3～5 分钟。默念全身"气血畅通，身心健康"，收功。

4. 操作提示：收功要心平气和，体态安详，周身放松，收气静养。收功后也可适当做搓手、搓面、肢体放松等整理活动。

5. 主要作用：下丹田为元气所居，双手叠放于下丹田，可帮意念安置于此，利于全身气机回至下丹田，收气静养，气归于下丹田，由炼气转为养气，有利于增强人体正气，并使练习者从练功状态恢复到正常状态。

（张海波）

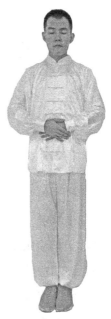

图 2-10

八段锦功法演示

手机扫码观看

第三章　五步呼吸法

特点与渊源

　　五步呼吸法是笔者从中国传统的呼吸修炼方法中提炼，经过数十年临床实践，逐渐形成的以呼吸操作为核心的气功功法。该功法结合调心操作，将每次呼吸分为五个环节（吸气、屏气、沉气、屏气、吐气，其中沉气为意念性操作，相当于调心方法），并根据个人体质和身体状况，搭配不同强度的调身操作。

一、功法特点——呼吸为根本，宗元同修行

　　调身、调息、调心三调是所有气功功法都有的操作，其中调身主要是调控外在可见的姿势和动作，调心则是调控内在的心理状态，调息则是对呼吸状态的把握和调控。呼吸出入人体，因而能够联系内外，是联系调身与调心的桥梁，从调息入手，比较容易将三调操作融为一体。

本套功法，抓住呼吸环节，采取鼻吸口呼的方式，通过降低呼吸频率、柔和呼吸气息、强化吸气后的屏气操作，有效地延长呼吸的周期，使得一个呼吸周期可以较容易地被分为连续的五个环节，在不同环节，进行合理的调身、调心操作，从中丹田之膻中沉气至下焦丹田之处，进而获得固元之效果。因此，五步呼吸法虽然要领简单，但是临床效果确切，主要通过加强宗气的功用而获效。

二、功法渊源——上宗孙思邈，旁通道家经

唐代"药王"孙思邈在《备急千金要方》中明确指出，"引气从鼻入腹，足则停止，有力更取，久住气闷，从口中细细吐出尽"，认为呼吸过程中屏气（久住）很重要。其后，明代名医张景岳在《类经·运气类》中详细记载了调气之法，"偃卧瞑目，先习闭气，以鼻吸入，渐渐腹满，及闭之久，不可忍，乃从口细细吐出，不可一呼即尽，气定复如前闭之，始而十息，或二十息，不可忍，渐熟渐多，但能闭至七八十息以上，则脏腑胸膈之间，皆清气之布矣。至于纯熟，当其气闭之时，鼻中惟有短息一寸余，所闭之气，在中如火，蒸润肺宫，一纵则身如委蛇，神在身外，其快其美，有不可言之状，盖一气流通表里上下彻泽故也"，他认为调气首先需要练习屏气（闭气），待习练纯熟后，则身体内外都会感觉很舒适。清代汪昂在《寿人经·导引诀》中补充说明，鼻息入身，当送至丹田，"取至清至和之气，由鼻息入者，冲于丹田"。

此外，在道教经典文献中对于呼吸操作要领也有论述，

如：《云笈七签·昙鸾法师服气法》谓，"徐徐长吐气，一息二息，傍人闻气出入声"，《丹经极论》也说"呼至于根，吸至于蒂，绵绵若存，再守胎中之一息也"，均强调呼吸应当柔细深长。

据此，笔者结合临床实践，根据自己习练气功经验，提出五步呼吸法，并通过合理的调身、调心操作达到养生疗疾的目的。

三、功法作用——调气畅三焦，助阳固元精

宗气，由呼吸之气与水谷之气相融而成，聚于胸中，内灌心脉而助血运，外通肺脏以司呼吸。五步呼吸法，以胸廓的舒张加强呼吸之效；借助手足之用力，平添水谷敷布之功。其后在屏息过程中，采用行气之法，送至下丹田，同时配合提肛敛腹，获固元之效。再后屏气外鼓胸腹，以遂元气之用。将上焦宗气用意念送至下焦丹田，既能够通畅三焦，也能返本还源，固摄精气。

由此可见，五步呼吸法虽然简单，但是在一个呼吸周期中，借助呼吸之力，依次加强了宗气与元气的功用，并调畅三焦气机。因而既可以用于养生保健，也能够加强肺、心、脾、胃与三焦、肾脏的功能，用于预防治疗现代医学中常见的呼吸系统、消化系统、泌尿系统、神经内分泌系统等疾病，如：气管炎、支气管炎、硅肺、冠心病、糖尿病、慢性胃炎、胃十二指肠溃疡、胆道系结石、遗尿遗精、妇科疾病、泌尿系感染和结石、颈肩胸腰椎病及其他关节和软组织疾病等。

❧ 人物链接 ❧

王长英，主任医师，中国医学气功学会理事。

1976 年毕业于苏州医学院医疗系，退休前就职于苏州市沧浪区人民医院，主要从事西医内科临床。

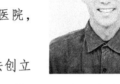

气功排石创始人、五步呼吸法创立人、气功瑜伽探索者。

1981 年开始修炼气功，1986 年起专攻气功排石课题至今达 30 余年。其间，编创五步呼吸法，并将其与原始瑜伽体位法巧妙结合形成的气功瑜伽，专门修炼中脉七轮，对抗疲劳、延缓衰老和防治慢性病有较好疗效，尤其对至今尚属国际性难治之症的硅肺病有特殊的疗效。

练法与作用

所谓"五步呼吸"法，就是将一个呼吸周期分为五个依次连续的环节：吸气、屏气、沉气、屏气、吐气。以呼吸为操作核心，在五个环节中配合不同的调息和调心操作。上述操作要领说起来简单，但要真正掌握并获得效果，就需要反复操作，通过操作仔细体验并领悟内在的操作要领，如不易觉察的胸椎后弯、柔劲、韧劲、巧劲、小劲、暗劲、延绵不断之劲、"自己和自己较上劲"等拉筋和抻筋拔骨通经络的作用，以及收腹提肛、脚趾抓地、缓缓吸气、慢慢沉气、气沉丹田、屏气、缓缓吐气、自然晃动等操作要点。初习者最好习练套路，可根据个人体质与身体状况，选用后述操作。

预备式

1. 调身：两脚并立，两手自然下垂，两眼微闭，松肩、坠肘、松胯、松腿，含胸拔背，舌轻舐上腭（图 3-1）。

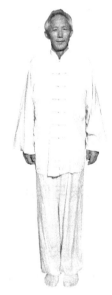

图 3-1

2. 调息： 自然呼吸。

3. 调心： 意守下丹田。

4. 操作要领： 全身放松，松而不懈，松静站立。

五步呼吸法

在五步呼吸法的操作过程中，应当随时体验并把握肢体关节的相对位置关系以及可能相伴而生的内脏的感受变化。在吸气前，首先低头吐气，呼出浊气，为五步呼吸法创造良好的操作起点。低头吐气（图3-2）时，其他调身操作同预备式。

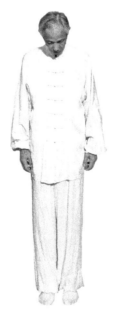

图 3-2

1. 吸气

（1）调身：接上式，双手上提（图3-3），仰头，同时肩胛骨上提后夹，两手上提至腋下时，呈龙爪状，掌心向下（图3-4）；沿体侧下按至平下丹田处（图3-5）；脊椎后弓；提肛敛腹；脚趾抓地（图3-6）。

（2）调心：意念吸入茫茫宇宙精华之气。

（3）操作要领：双手上提与下按速度均宜缓；呈龙爪手时，手臂均用上暗劲；吸气、提肛与脚趾抓地同步操作。

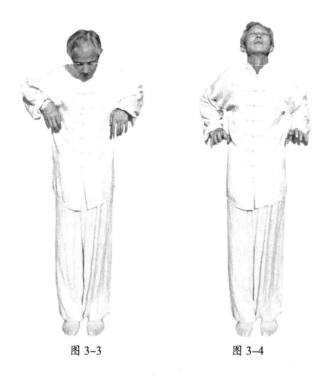

图3-3   图3-4

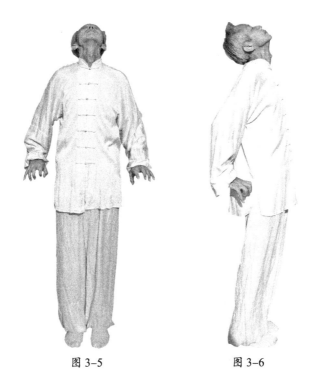

图 3-5   图 3-6

2. 屏气

（1）调身：保持仰头吸气，龙爪下按姿势不变（图 3-7、图 3-8）。

（2）调心：意想屏住精华之气。

（3）操作要领：仰头吸足气后的过渡，注意保持时间适度。

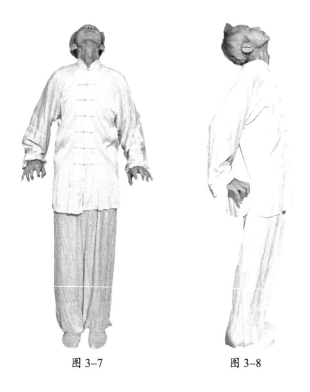

图 3-7　　　　　　　　　　图 3-8

3. 沉气

（1）调身：头回到中正位，同时肩膀上提（图 3-9）向前下方落肩，回至预备式（图 3-10），体侧下落，至双手自然下垂；腹部外凸，胸腹部膨胀，身体略有晃动。

（2）调心：意念精华之气沉入下丹田。

（3）操作要领：腹部外凸，胸腹部膨胀时，身体会自然晃动，而非意念引导所致。

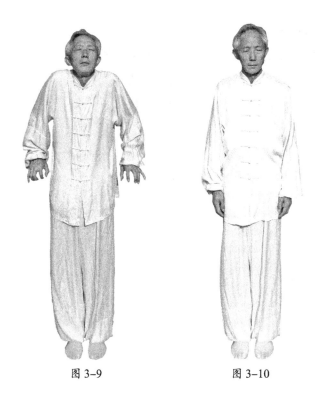

图 3-9   图 3-10

4. 屏气：气沉丹田后屏气时小腹部外凸，胸腹部膨胀，身体继续有些自然晃动。

（1）调身：保持腹部外凸，胸腹部膨胀姿势可保持一段时间（图 3-11）。

（2）调心：意念精华之气滋润全身。

（3）操作要领：精华之气滋润全身时，身体可保持自然晃动。

5. 吐气

（1）调身：腹部内凹，胸腔回缩（图 3–12）。

（2）调心：意念体内浊气排出体外。

（3）操作要领：身体可保持自然晃动。

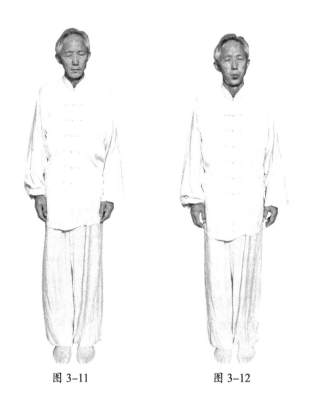

图 3–11   图 3–12

　　如单纯练上述五步呼吸法而非其他套路功法时，可反复操作，操作次数因人而异，一般操作 9 或 9 的倍数次。

收功

反复操作若干次，收功。收功包括龙爪抱月、天封地固、敛气归元等操作。

1. 龙爪抱月

（1）调身：两手在小腹前，大拇指对准脐，其他四指对准耻骨联合；肩、肘、腕、指关节均屈曲并用上暗劲（图3-13）。

（2）调息：自然呼吸。

（3）调心：两手抱球，约三分之一球体深入下腹内，三分之二位于腹外，保持球位置与形状不变，同时意守下丹田。

（4）操作要领：双膝微曲，呈高位站桩功姿势。球体位于下丹田与龙爪之间，位置形状保持不变。

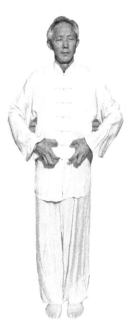

图 3-13

2. 天封地固

（1）调身：双手握固（图3-14），拳心向内，放置脐两侧（图3-15、图3-16）；吸气时咬牙收腹提肛，脚趾抓地；然后呼气，腹部放松外凸肛门微收。

（2）调息：逆式呼吸，即反式呼吸、体呼吸。

（3）调心：意守练功过程中获取的宇宙天地之精华能量之气于体内。

（4）操作要领：双手握固，即四指扣住大拇指。逆腹式呼吸，反复做 4 ～ 9 次。

具有固元的作用。

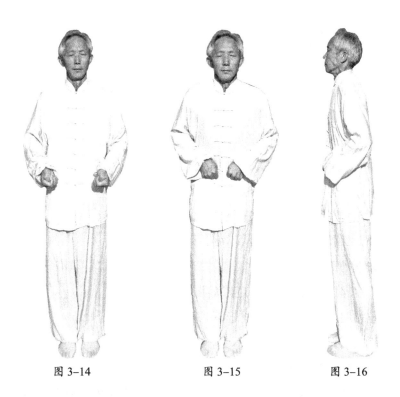

图 3-14　　　　　　图 3-15　　　　　　图 3-16

3. 敛气归元：睁眼功毕。

（1）调身：搓手 4 个 9 次（图 3-17）；从中间位向两侧浴面 9 次（图 3-18）；搓捻耳轮 4 个 9 次（图 3-19）；两手分别擦大椎穴 9 次（图 3-20、图 3-21）；十指由下颌开始向上向后适度敲击头面部位 9 个来回（图 3-22、图 3-23、图

3-24、图 3-25）；掌心与拳背分别按住两肾俞穴，上下用劲搓 4 个 9 次（图 3-26、图 3-27）。

（2）调息：自然呼吸。

（3）调心：意想宇宙精华沐浴全身，大脑无比清醒，肾气大补。

（4）操作要领：心要宁静，慢慢进行，切忌草率操作。

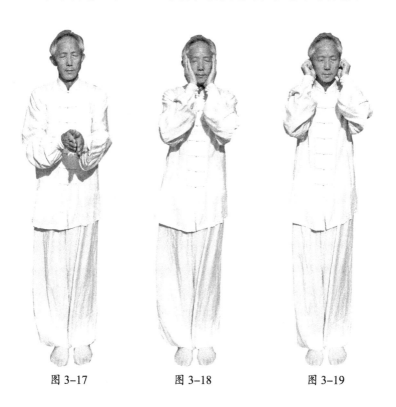

图 3-17   图 3-18   图 3-19

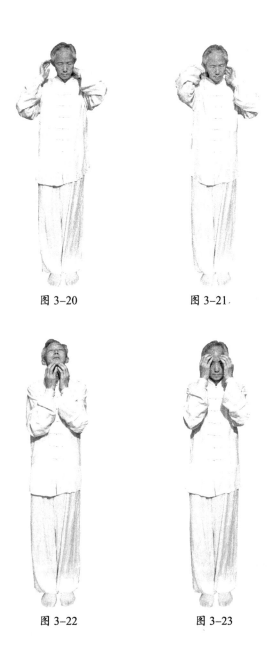

图 3-20　　　　　　　　　图 3-21

图 3-22　　　　　　　　　图 3-23

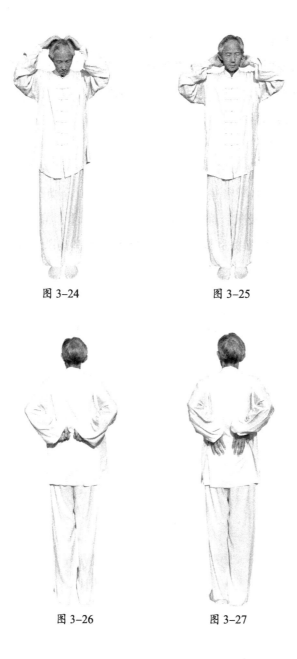

图 3-24

图 3-25

图 3-26

图 3-27

【附注】

五步呼吸法可巧妙结合到其他调身招式和套路功法中，这里介绍拜天拜地、上天入地、仰天俯地、敬天鞠地四式。

1. 拜天拜地

（1）预备式：两脚并列，双手合十，松静站立（图3-28）。

（2）五步呼吸法：除调身操作之外，其余操作同前。

①仰头吸气、屏气调身操作：两手合十，仰头，胸椎后弯，同时收腹提肛脚趾抓地，合十两手举向头后上方（图3-29）。

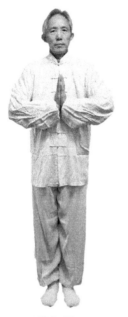
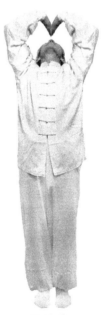

图 3-28 　　　　　　图 3-29

②沉气调身操作：双掌合十，上举头顶拜天；然后松胸腹，气沉丹田、屏气（图3-30）。

③吐气调身操作：直腿弯腰，两掌撑地，两腿挺直，边下拜边吐气。两掌触地，下拜地（图3-31）。

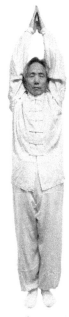 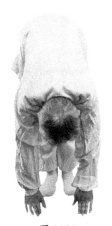

图 3-30   图 3-31

（3）跪而拜地：双膝下跪，掌心朝上，以头点地，平缓呼吸（图3-32、图3-33）；起身，双手合十，回复预备式。

重复上述操作，再从预备式依次至跪而拜地，可反复操作，最多重复108轮（108拜）。

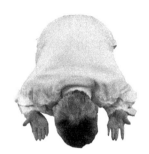

图 3-32

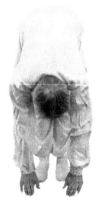

图 3-33

2. 上天入地：预备式同前，五步呼吸法，除调身操作之外，其余操作也同前。

吸气屏气的调身操作：两脚并立，两掌向上抬举，由前平举至掌心朝上，持续至举过头顶头后上方，胸椎后弯，仰头吸气屏气时收腹提肛，脚趾抓地，呈上天姿势（图 3-34）。尔后头回复正直，沉气屏气；紧接着两脚挺直，边弯腰边吐气，双掌触地（图 3-35）。

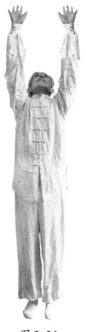
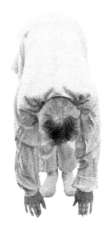

图 3-34 　　　　　图 3-35

3. 仰天俯地：预备式同前，五步呼吸法，除调身操作之外，其余操作也同前。

吸气屏气的调身操作：两脚并立，两手身后十指交叉，胸椎后弯，仰头吸气屏气，收腹提肛，脚趾抓地（图 3-36、图 3-37）。

接上式，头回复正直时沉气屏气；接上式，两腿挺直，向前弯腰时吐气（图 3-38）。保持弯腰位置时，配合深长呼吸，呼气时尽量上抬两臂和弯腰。此式拉筋力度大，但定要量力而行，循序渐进。

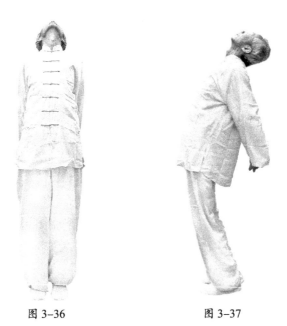

图 3-36   图 3-37

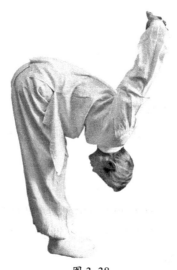

图 3-38

4. 敬天鞠地：预备式同前，五步呼吸法，除调身操作之外，其余操作也同前。

吸气屏气的调身操作：左脚向前半步，两腿挺直，两手身后十指交叉，胸椎后弯，仰头吸气，收腹提肛，脚趾抓地（图 3-39）。

沉气屏气的调身操作：接上式，头回复正直时，沉气屏气。

吐气的调身操作：接上式，两腿挺直，边弯腰边吐气，靠近左腿（图 3-40）。保持弯腰位置时，配合深长呼吸，呼气时尽量上抬两臂，量力而行。

然后换成右腿向前半步，行功如前。

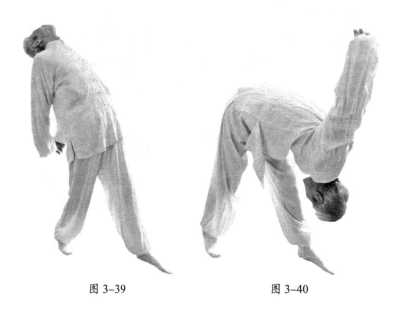

图 3-39   图 3-40

【注意事项】

五步呼吸法，是以呼吸为核心操作的气功功法，围绕五个呼吸环节，将调身、调心操作融入其中。习练时应该注意以下几点：

1.心态要保持平和宁静。

2.修炼该呼吸法时，应量力而行，循序渐进，调身操作，要学会使用柔劲、韧劲、巧劲、暗劲、小劲、延绵不断之劲、"自己和自己较上劲"。

3.鼻吸口呼，每次练习10～15分钟，每天最少2次；体弱和初习者，开始可不必屏气，但吸气要足。如有口津，可徐徐下咽。

4.年老体弱者也可端坐位行功。

5.初习者姿势，以站立位为佳，习练既久，坐式、卧式、走式皆可。

6.练功环境安静，室内外不拘，空气需洁净。

致谢：本功法得到北京联合大学刘峰副教授帮助整理、修订，谨致感谢！

五步呼吸法功法演示
手机扫码观看

（王长英）

第四章　六分钟无名桩

特点与渊源

六分钟无名桩的理论依据源自于中医经典《黄帝内经》的"正气存内，邪不可干"；可考的功法历史是由咸丰年间从少林闯关下来，到皇宫做大内侍卫总教头的刘金镖所传出，至今有近 200 年历史。此桩功与普通桩功大相径庭，能快速祛除人体疾病，并显著改善人体体质，长期用心习练能获得抗寒耐热、延缓衰老的功效。

一、功法特点：追求阴阳平衡，注重经络通畅

六分钟无名桩基本动作只有 3 个，左右各练一遍共计 6 个动作，这种平衡对称的练习方法中，包含动静结合、阴阳平衡、虚实有致的习练宗旨。本桩法锻炼时外练人体 9 大关节、内练人体十二正经和奇经八脉，并由此调节人体的五脏六腑、气血阴阳。

《黄帝内经》的精神核心是"人是可以不生病的"。因此在《素问》开篇"上古天真论"中就提出"虚邪贼风，避之有时，恬惔虚无，真气从之，精神内守，病安从来"，而"人体不生病"的基础是"正气存内，邪不可干"。六分钟无名桩围绕使人"不生病或少生病"这一目标，通过前后、左右、上下六个方向的桩位锻炼，来通经活络、平衡阴阳，从而提升人体阳气，力争达到祛除已病、预防未病、延缓衰老、抗寒耐热、延年益寿、无疾而终的完寿境界。本功法的练功步骤分为以下三步。

步骤一：祛除已病、预防未病。

首先练习者要先祛除人体的已病或亚健康状态。这一步的核心是疏通十二经络。《黄帝内经》云："经脉者，人之所以生，病之所以成，人之所以治，病之所以起。"因为经脉有"决生死，处百病，调虚实"的作用，故"不可不通"。也就是说人之所以生病是由于经脉的不通造成，通过站桩对经脉进行"大扫除"，以此祛除疾病。所以站桩姿势的正确与否就显得尤其重要。具体地说，对于下肢姿势的要求是让承重腿的大部分都有酸胀的感觉，从下至上，从内侧到外侧，从小腿到大腿的酸胀感渐次明显，只有腿的大部分产生酸胀感才说明练习到了足三阴经和足三阳经。对于手部姿势的要求是要放松，从手指、手腕、手肘、肩膀节节放松，只有手臂的整体放松，才能让手部感到无比的酸胀，这种酸胀有时候超过了承重腿的酸胀。只有这样手三阴经、手三阳经才算是得到了真正的锻炼。

步骤二：延缓衰老、抗寒耐热。

在第一步骤的基础上，通过对经脉的疏通和关节循序渐进的练习，人体的正气渐渐得到积蓄，人体关节的支撑力度增强，筋腱的韧性加强。此时可以刻意增加难度，将重心集中在脚后跟，利用人体中的杠杆原理，增加脚后跟的受力压强和承重，从而刺激奇经八脉中跻脉的起点，使得十二正经中的能量源源不断流向奇经八脉。十二正经相当于"沟渠"，奇经八脉相当于"蓄水池"，二者互相扶持，相互补充，循环往复，正气渐由不够用到有较多的储蓄，这一过程就是《黄帝内经》中所说的正气存内的实践过程。

步骤三：延年益寿、邪不可干。

经过正气存内到正气充盈阶段，人体营卫之气具有较好的协调作战能力，继而进一步提升人体的脏腑功能。经络与脏腑的关系就好比是树枝与树根的关系，在第二步骤里经络的通达反过来作用于脏腑，使得脏腑的功能得到加强，脏腑功能增强，大大延缓了机体的衰老，从而延年益寿。正因为三个阶段环环相扣，使习练者具备更强大的抵御外界和内在病邪的能力。

二、功法渊源：源于咸丰年间，武术教官传承

从可考的历史初步证实，此功法来源于咸丰年间一位少林寺出家人，他闯关下来，进了皇宫，在皇宫除潜心练武外，

还钻研医术，是一位武医双修之人。他从皇宫出来以保镖为业，从未失镖，因其姓刘，人称"刘金镖"，真名不详。相传刘金镖于1925年90多岁时，传功法给陈尤章，之后近百岁时独自云游，不知所踪，他是第一代传人。

第二代传人陈尤章18岁时授业于"刘金镖"，曾是国民革命军十九路军武术教官，淞沪战役后流落民间以卖艺为生，在其75岁时，因电影《少林寺》广为流传，有感于自己一生所学没有传承，开始收徒，口传心授。

三、功法传承：从口传心授到体系完善

从可考的第一代传人"刘金镖"到国民革命军十九路军武术教官陈尤章，到现在的第三代传人田祝均和第四代传人乐韬昀，经过四代人共同努力，本功法日趋完善。

前两代传人创编并以言传身教、口传心授的方式传承该功法，第三代和第四代传人的主要贡献则是对功法的推广和普及。1998—2012年主要在南京和杭州等江浙地区的电视、报纸等媒体的宣传下，开展了面向老百姓的普及教学工作。2013—2018年之后，逐渐在北京、上海、广州进行精细化培训，并完善了其理论体系——出版了《无名桩实用手册》；2016年入选第七届全国中医药特色技术演示会并获得相关证书，该演示会由国家中医药管理局、中华中医药学会、中央电视台《中华医药》栏目、广东省中医院学会、广东省中医

院和广东省中医药科学院联合举办；在中国人民解放军总医院（301 医院）、广济中医院、北京医学促进委员会、广州中医药大学、广东省中医院等多处开展讲座或教学。

四、功法作用：防病除疾，抗寒耐热

本功法通过六节桩式平衡阴阳、疏通经络，以期达到"正气存内、邪不可干，内润肌体、外泽肌肤，阴平阳秘、精神乃治"的练功效果，并体现于祛除已病，防治未病；延缓衰老，抗寒耐热；延年益寿，无疾而终。

从多年推广的效果来看，本功法的作用主要体现在以下方面：

（1）能有效改善人体怕冷畏寒或怕热汗多的状态。经过 3 个月到 1 年不等的练习，冬天怕冷耸肩缩背、夏天怕热汗流不止的现象，或多或少会有所改善。

（2）能有效地增强体质、防治亚健康。3000 多位习练者的初步反馈结果发现，能改善高血糖、高尿酸血症患者的临床症状和血检结果，能改善功能性心律不齐、胸闷气短的症状及眼底动脉硬化等现象，对缓解疲劳也有较好的作用。

（3）能有效地活络关节、增强肌肉力量。对颈椎、腰椎病患者，本功法能缓解其肌肉的疲劳和僵硬感，增加其关节的活动度。

❀ 人物链接 ❀

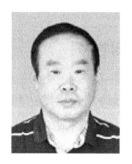

　　田祝均，被媒体誉为"中国抗寒奇人"，出生于1958年，1982年偶遇六分钟无名桩第二代传人陈尤章后拜师学功，1993年又拜周稔丰教授为师继续深造，功夫日渐长进。

　　在他的努力下，本功法被评为第八届世界医学气功学术交流会优秀功法；以六分钟无名桩为基础的导引调理法荣获第七届杏林寻宝大会证书。

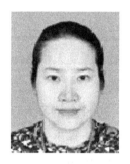

　　乐韬昀，2013年随田祝均老师练习六分钟无名桩。此后，对无名桩的各节功法进行了规范分层次的处理，对其理论进行了整理，规范了练习步骤，使之更适宜推广、传播，并出版了介绍本功法的图书。

练法与作用

　　六分钟无名桩基本桩式只有3个，左右各一，共计6个桩式。入门简单易学，一天的时间足以入门，其关键点是不用意念，而用肢体动作来守人体丹田。其一手与人体眉心等高——姿势守上丹田；另一手与人体的肚脐相对——姿势守下丹田，而中丹田是不守而守的状态。在收式时，通过拍打呼吸，又重新归于下丹田。

第一式

1. 操作要领：人面东而立，两脚左右开立间距 15 ～ 18 厘米（约为一只脚的 2/3），右脚在前为虚点，左脚在后为实，双手柳叶掌，右手在正南方，中指与眼睛平齐，左手在下丹田前方。重心在整个左脚脚后跟（左脚脚后跟应有压痛感）。左小腿尽量与地面呈 90°，左膝微弯，膝不过足尖，上身保持正直（图 4-1、图 4-2、图 4-3）。

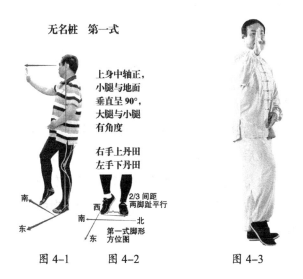

无名桩　第一式

上身中轴正，小腿与地面垂直呈 90°，大腿与小腿有角度

右手上丹田
左手下丹田

2/3 间距
两脚趾平行

第一式脚形方位图

图 4-1　　图 4-2　　图 4-3

2. 功理功效：该动作有益肾阴、强肾阳，生发阳气的作用。锻炼时全身关节可以得到调整，由于小腿与地面保持垂直，膝盖不过脚尖，故不会造成膝盖损伤，反而有利于膝关节气血运行。

《奇经八脉考》指出："阳维起于诸阳之会，由外踝而上行于卫分；阴维起于诸阴之交，由内踝而上行于营分；所以为一身之刚维也。阳跷起于跟中，循外踝上行于身之左右；阴跷起于跟中，循内踝上行于身之左右；所以使机关之跷捷也。"又云："故阳维主一身之表，阴维主一身之里，以乾坤言也。阳跷主一身左右之阳，阴跷主一身左右之阴，以东西言也。"《八脉经》："八脉者，先天大道之根，一炁之祖，采之惟在阴跷为先。此脉才动，诸脉皆通。"第一式的要点在于小腿要和地面尽量垂直的同时胯又要后坐，这样身体的重量就全部作用于脚踝处和脚后跟，从而压在了足跟——阳跷与阴跷的起始点上，同时脚踝的内外侧均得到有效锻炼，因此锻炼到奇经八脉的阳维脉、阴维脉、阳跷脉、阴跷脉。

第二式

1. 操作要领：两脚前后开立间距同第一式，右脚在前为虚，左脚在后为实，两脚呈"丁"字形，重心仍在左脚脚后跟，身体上身保持中正，胯部尽量往后坐在左腿上，保持动作1分钟左右，若感觉到左膝盖以上腿部肌肉酸胀，则表明动作到位（图4-4、图4-5、图4-6）。

无名桩　第二式

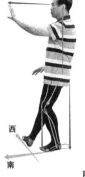

上身中轴正直
左手上丹田
右手下丹田

膝不过趾

尾闾过脚后跟,
对腰椎的改善
巨大

西

南

西
南　　　　　北
东
第二式脚形
方位图

图 4-4　　　　　图 4-5　　　　　图 4-6

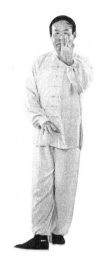

2. 功理功效：上举下按，旨在采天地之气。采天之阳以养气，采地之阴以养血，合而具有平衡人身阴阳的作用。两脚呈"丁"字形拉伸腿内外两侧筋腱。该动作似拧毛巾般将腿内外侧、背部及腔体内侧大小肌肉紧致，又使整个脊柱关节得到充分锻炼。此外虚步向前抻，实步向后坐，使得左右胯部有一个对撑的力，长期僵硬的胯部得到较特殊的前后锻炼，对预防股骨头坏死有一定效果。该桩法长期坚持能柔筋和血，调畅百脉，舒展关节，防治肌肉和关节的病变。

该动作上面的手对应上丹田，下面的手对应下丹田，两条腿彼此不依靠，从正面看，两手与两腿内侧线是在一条中轴线上的。该动作重点练到冲、任、督脉。"督主身后之阳，任、冲主身前之阴，以南北言也"；"冲为经脉之海，又曰血海。其脉与任脉皆起于少腹之内胞中，其浮而外者，起于气冲，一名气街，在少腹毛中两旁各二寸，横骨两端动脉宛宛中，足阳明穴也，并足阳明、少阴二经之间"。

第三式

1. 操作要领：右脚由虚踩实，左脚顺势抬起，抬高至肚脐之上为佳（初练时腿无法抬很高，但要求能抬到自身的极限即可），45°开胯，利用大腿的悬劲使小腿往里收，脚面绷紧，上身保持中正，肩膀放松，一手自然上举至眉心前方，眼睛平视中指并看向远方，自然竖掌，掌心向西，重心在全脚掌偏内侧，保持这一动作，直到两腿感觉酸胀为止，约1分钟时间（图4-7、图4-8、图4-9）。

无名桩　第三式

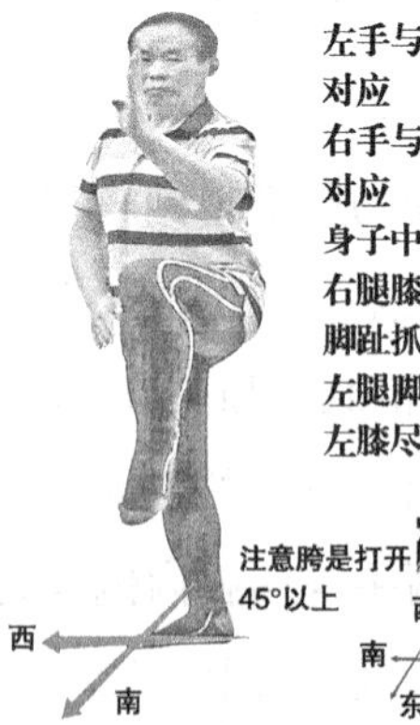

左手与上丹田
对应
右手与下丹田
对应
身子中轴正直
右腿膝盖绷直
脚趾抓地
左腿脚背绷直
左膝尽量提高

注意胯是打开
45°以上

西

南

西

南　北

东　第三式脚形
方位图

图4-7 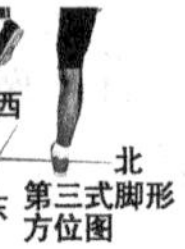　　　图4-8 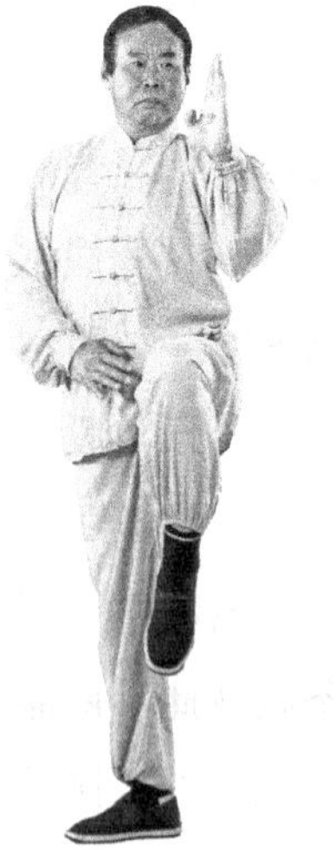　　　　图4-9

2.功理功效：该动作采气聚气，手掌向前平衡身形兼采气，下护丹田兼聚气，错落有致。外练臂与腿的悬力，内练虚实动静，阴阳相贯，周而复始，能使气血运行旺盛。久练该动作，会使人挺拔伸展，改善心、肺、肾、脑、脊柱功能，因该动作练习人体平衡能力，能有效预防大小脑的萎缩，预防老年痴呆和小脑平衡失控。

十二经脉的循行走向是手三阴经从胸走手，手三阳经从手走头，足三阳经从头走足，足三阴经从足走腹（胸）。臂与腿的悬力以及挺拔伸展的躯干，都让手部六经和足部六经得到较大的改善。该动作需练习者保持人体平衡，因而能提高平衡左右阴阳的能力。

第四式

操作要领：与第一式动作相同，只是左变右。人面西而立，两脚开立同第一式，右脚为实，重心在右脚脚后跟，左脚在前虚点地，双手柳叶掌，左手在正南方，手心向东，中指与眼睛平，右手在下丹田前方。右脚小腿尽量与地面保持90°，右脚膝盖微屈，上身保持中正（图4-10、图4-11）。

第四式动作在第三式的状态下，只需要将膝盖微曲，胯松落坐，身体中轴正直，悬空的腿放下虚点地即可。

第一、四式作用相同，只是动作方向相反，东西方向切换。其练习一身的左右、虚实。从功理说明可以看出，第一、四式重点练到了阳维、阴维、阳跷、阴跷。练到了虚实、左右、表里、前后。

无名桩　第四式

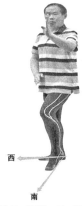

上身中轴正，
小腿与地面
垂直呈90°，
大腿与小腿
有角度

左手上丹田
右手下丹田

西

南

动作四：与动作一同，只是左变右。（小窍门：动作四在动作三
的情况下，只需要将膝盖弯曲，悬空的腿放下虚点地即可）

图 4-10

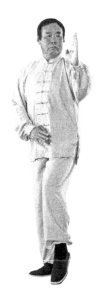

图 4-11

第五式

操作要领： 动作同第二式，只是左右手与左右脚置换。
两脚前后开立相距同第一式，左脚在前为虚，右脚在后为实，
两脚呈"丁"字形，重心仍在右脚脚后跟，身体上身保持中
正，胯部尽量往后坐在右腿上，保持动作 1 分钟左右，若感
觉到右膝盖以上腿部肌肉酸胀，则表明动作到位（图 4-12、
图 4-13）。

无名桩 第五式

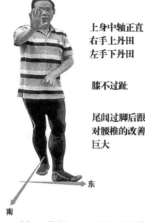

上身中轴正直
右手上丹田
左手下丹田

膝不过趾

尾闾过脚后跟，
对腰椎的改善
巨大

东

南

动作五：同动作二，左右手与左右脚置换。

图 4-12

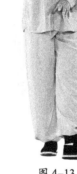

图 4-13

第六式

操作要领：动作同第三式，只是左右手与左右脚置换。左脚由虚踩实，右脚顺势抬起，抬高至肚脐之上为佳（初练时腿无法抬很高，但要求能抬到自身的极限即可），45°开胯，利用大腿的悬劲使小腿往里收，脚面绷紧，上身保持中正，肩膀放松，一手自然上举至眉心前方，眼睛平视中指并看向远方，自然竖掌，掌心向东，重心在全脚掌偏内侧，保持这一动作，直到两腿感觉酸胀为止，约一分钟时间（图 4-14、图 4-15）。

无名桩　第六式

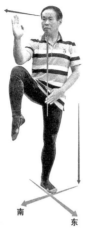

右手与上丹田
对应
左手与下丹田
对应
身子中轴正直
左腿膝盖绷直
脚趾抓地
右腿脚背绷直
右膝尽量提高

南　　　东

动作六：同动作三，左右手与左右脚置换。

图 4-14

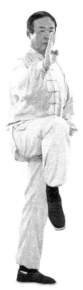

图 4-15

收式

1. 操作要领：开阖有致，升降出入，浴面犁头，拍打六经。

上述六式锻炼完毕后收功：两手搓热，搓脸 36 次（浴面），再拍打手三阴手三阳经、足三阴足三阳经。

拍打手三阴手三阳经方向：从左手手心向上拍打，左手臂内侧自下而上（心包经、心经、肺经），至右胸。然后拍右手，从右手手心向上拍打，右手臂内侧自下而上，至左胸。再从左手手背向上拍打，左手臂外侧自下而上（小肠经、三焦经、大肠经），至右胸。然后拍右手，从右手手背向上拍打，右手臂外侧自下而上，至左胸。

拍打足三阴足三阳经方向：从大腿前部向下拍打至脚踝（胃经、脾经），再从脚踝两侧自下而上拍打至大腿（胆经）；从大腿内侧自上而下拍打（肝经、肾经）至脚踝，移至脚踝后方，自下而上拍打至大腿（膀胱经）。

在整个练习过程中呼吸方式为鼻吸鼻呼，吸气时，提肛、收腹、挺胸。呼气时沉胸、鼓腹、沉肛。

2. 功理功效：这样呼吸能锻炼人体胸腹的脾经、肝经、胃经、肾经、任脉、带脉。

（田祝均　乐韬昀）

六分钟无名桩功法演示

手机扫码观看

第五章　归根气功

特点与渊源

归根气功之"归根"，出自老子《道德经·十六章》："夫物芸芸，各复归其根。归根曰静，静曰复命。"

一、功法特点——归根复命，动静相融，以俟道生

归根气功功法包含动功、静功两个部分，功法修炼，在过程中要顺其自然，逐步过渡，从外景着手，逐渐回归内在。故名"归根"。静功修炼，重点从呼吸入手，从最初的随息，逐渐过渡到随无所随，内观其静；动功练习，从调理脏腑气机入手，重点以动作操作引领意念，内外兼顾，形神同炼，以遂脏腑之用。

归根气功在编创理念上，强调以健康为核心，认为人身

天然具有《上古天真论》中真人"提挈天地，把握阴阳，独立守神，肌肉若一"的能力。修炼归根气功，最终是要求修炼者能够真正发现自身原本具备的这项能力，并完全地贯彻实施。所谓"取其上者得其中"，如果开始以健康养生为追求目标，充其量只能延缓疾病的发生，因为养生健康的具体方法总有侧重和偏颇，时间既久，慢慢就易落于非健康状态。

二、功法渊源——远尊黄老，中法诸家，近出实践

本功法的理论主要源自《老子》"归根""复命"和《黄帝内经》"道生""全神"的健康理念。两者有异曲同工之妙。

"归根"与"复命"为老子对内炼方法和理论的概括。《道德经》曰："致虚极，守静笃。万物并作，吾以观其复。夫物芸芸，各复归其根，归根曰静，静曰复命。复命曰常，知常曰明。"其中的"根"即为"道"，为生命的本源。也即"归根"是手段，"复命"是目的。

"道生"与"全神"见于《素问·上古天真论》："上古有真人者，提挈天地，把握阴阳，呼吸精气，独立守神，肌肉若一，故能寿敝天地，无有终时，此其道生。中古之时，有至人者，淳德全道，和于阴阳，调于四时，去世离俗，积精全神，游行天地之间，视听八达之外，此盖益其寿命而强者也，亦归于真人。"在这段文字中，"道生"是上古之人健康

长寿的真谛，"全神"，是中古之真人所采用的方法，与"积精"并列，在气功实践中，"全神"还需与"养气""保精"相结合，形成在"积精"前提下的精、气、神全方位的摄养体系，并由此求得"道生"，也就是说"全神"是手段，"道生"是目的。归根气功正是据于此，而这一理念，则通过动静功法一系列的锻炼，以达到"道生"的目的。

　　本功法在最终成型前，参考并综合了历代多种功法的优点，以中医学的脏腑、经络学说和传统气功学的形气神学说为基础，结合笔者长期练功和气功医疗实践的体会与感悟创编。归根气功具有动静结合、针对性强、疗效较好的特点。

❧ 人物链接 ❧

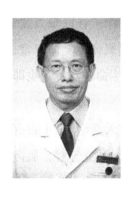

　　徐洪涛，主任医师。1983年毕业于同济医科大学后，就职于中国中医科学院西苑医院气功科，初在吕广君主任和赵光老师指导下从事气功医学工作。归根气功成形于1994年，并应用于临床、教学和科研，深受世界各国医患欢迎。以第一作者或独立发表《气功综合征的命名及分类方法》等专业学术论文多篇。

练法与作用

归根气功包含动功与静功两部分，动功与静功需要同时练习，相互配合。

一、归根气功动功

动功共包括六节主功和收式，另外该套功法还包括首末桩（用于动功开始之前或者用于各节结束之后）和首末式（用于动功各节动作与首末桩之间的衔接，又称"承接式"）。为阅读方便，首先介绍首末桩和首末式，然后介绍主功功法。

（一）首末桩与首末式

【操作要领】

1. 首末桩：自然站立，两脚与肩等宽或略宽。两膝微曲或伸直。两手自然下垂，掌心向后。两眼平视前方，眼无所视，耳无所闻，唇齿轻闭，舌舔上腭。自然腹式呼吸，全身放松。心无所想，意守丹田（图5-1）。静站1～3分钟。

2. 首末式（承接式）：或称起式与收式。承接首末桩，转掌朝前，意念两手托

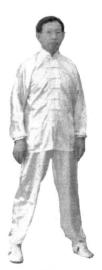

图 5-1

地气上升，如托重球状，与天气合（图5-2）。然后转掌向下，两手导宇宙之气下行，经巅顶，透皮肉、穿骨髓、润内脏、泽周身，身体内之浊气，经涌泉（足底），消融在大地深处（图5-3）。

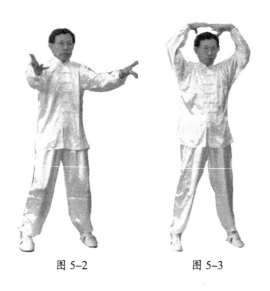

图5-2   图5-3

首末式用于每节动功的开始或结束以及动作之间的承接。此动作有起动气机，导气浴身，纳清排浊等作用。在用于功法结束的收式时，导气下行至下丹田，意念稍住片刻，余同。

【作用用途】

1.首末桩是动功开始的前预备式，以及动功结束时、收功动作结束后的一二分钟收心摄气的过程；首末桩的另一作用是用在每个动作或每对动作结束后，这个过程相对短暂。

2.首末式，用在每节的开始、结束时。也有个别的用在动作转换时。

第一式：天地人

【操作要领】

1. 起式：同"首末式"。

2. 手按浮球：十指张开，虎口朝内，从体侧轻轻提起至两胯外侧，再轻轻下按，如按浮球状（图5-4）。

3. 海底捞月（左）：先用左手从左下方向右上方托起，身体转向右前方，右手按浮球于右胯外侧（图5-5）。

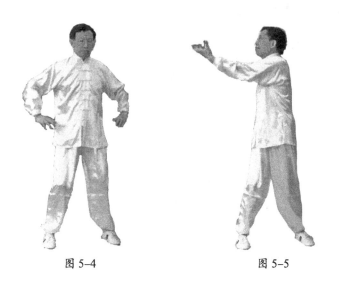

图5-4   图5-5

4. 浩气浴身（左）：左手导气沿身体中线下行，意想清气穿皮肉、透骨骼、润内脏。浊气导入地下深处。同时身体转向左侧，双手臂随身体运行，左手至身体右后，右手至身体左前（图 5-6）。

5. 日照踵趾（左）：两手呈按球状，左手按球下照右脚跟。右手按球下照左足趾，先提再按（图 5-7）。

6. 右转捋气：右手放平，向右侧转体，以右手从左向右侧捋气，左手放松抚按浮球置于左胯外侧（图 5-8）。

7. 海底捞月（右）：右侧的动作与左侧相同，但方向相反。左手按浮球于左胯外侧（图 5-9）。

8. 浩气浴身（右）：右手导气沿身体中线下行，意想清气穿皮肉、透骨骼、润内脏。浊气导入地下深处。同时身体转向右侧（图 5-10）。

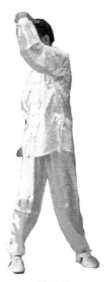

图 5-6

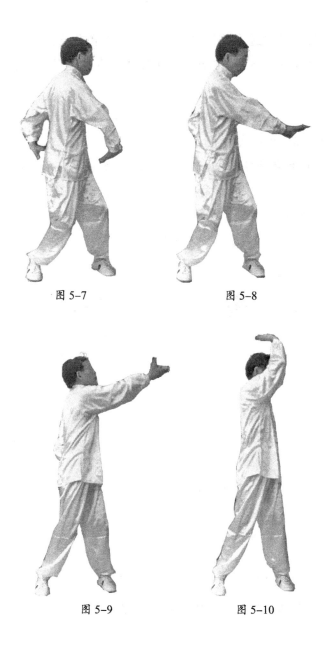

图 5-7

图 5-8

图 5-9

图 5-10

9. 日照踵趾（右）：右侧的动作与左侧相同，但左右对换，右手按球下照左脚跟。左手按球下照右足趾，先提再按（图5-11）。

10. 转体浴身：双掌略向上提升，同时两臂随身体转向正前方。做"承接式"（图5-12）。

11. 海底捞月（右）：从右侧起始做海底捞月。重复上述动作3～10遍，但方向相反。左、右各起始练习合为1次，整个动作重复3次。

12. 收式："承接式"或收式。

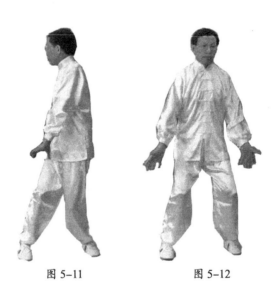

图5-11   图5-12

【作用概述】

本节功法的主要作用可概括为"左右运掌六合通"，功能调节阴阳、引气下行、纳清排浊。

第二式：脾胃功

【操作要领】

1. 起式： "起式" 或接上节收式。

2. 气灌中脘： 两手向外上张开、捧气向中脘穴或胃区灌入，穿胃胰，透背脊（穿腹透背）。重复开合 3 次。双膝随两臂开合伸屈（图 5-13）。

3. 降气和胃： 两手下行外开，再上合于承浆穴，以承浆穴为起点，导气下行，经承浆、膻中、鸠尾、中脘，或经下巴、食管、胃，继续下行，意念胃中浊气直入大地深处。如是 3 次。双膝随两掌升降伸屈（图 5-14）。

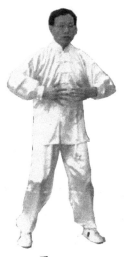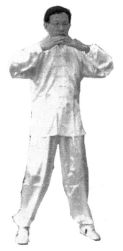

图 5-13   图 5-14

4. 抚气接地：两臂外开，肘微曲，从体侧飘起，然后双膝下蹲，两手阴掌轻飘下按，如按浮球状，如是 3 次，体势逐次降低。双膝随两臂升降起蹲。第三次末双手内收至两腿之间，掌心向后外（图 5-15）。

5. 升气运脾：下压之气，随势"反弹"上升，托双手沿脾经（腿内侧）上行，两膝慢慢伸直，双手至下腹耻骨处（图 5-16）。

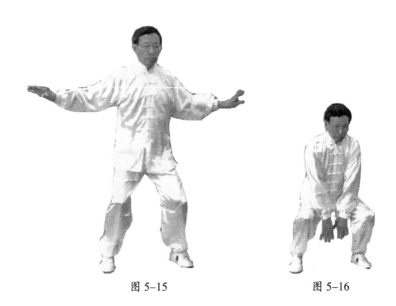

图 5-15   图 5-16

6. 气固下元：导气沿下腹部（丹田处）顺时针和逆时针方向各转 3 圈，双膝随两掌升降伸屈（图 5-17）。

7. 气海开合：两掌同向相叠，掌心对下丹田（小腹部），左手在外，右手在内，两掌相距约一拳远。然后向下腹部

灌气 3 次，穿下田、透腰骶。同时双膝随两掌开合伸屈（图
5-18 ）。

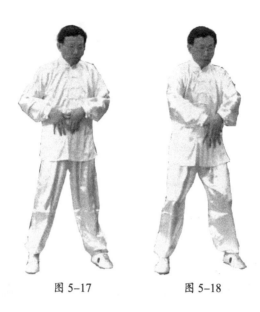

图 5-17　　　　　　　图 5-18

8. 气润华池：两手平开，于腹前上抱至胸上部，向内翻
掌外开，掌心对颊车、大迎（腮腺、舌根底部等）开合 3 次。
双膝随两掌开合伸屈（图 5-19）。

9. 津润下田：双掌沿中线下行，如此时唾液较多，可分
次下咽，意送玉液入下丹田，意念稍停片刻。继续导浊气下
行入大地深处（图 5-20）。

10. 承上启下：接"承接式"。

11. 重复动作：重复上述 2 ～ 9 动作 3 次。

12. 收式："承接式"或"收式"。

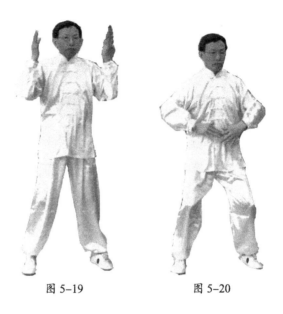

图 5-19   图 5-20

【作用概述】

本节功法的主要作用可概括为"脾土运化水谷融"，功能降气和胃、运化脾土，适用于胃肠等消化系统疾病及下元虚惫相关的各科疾病。

第三式：肺大肠功

【操作要领】

1. 起式："起式"或接上节收式。

2. 左侧托球：身体转向左侧，同时左脚转向左侧，呈左弓箭步，两臂上盖下托（右臂上盖，左臂下托），于左侧同时相对，呈左侧抱球状（图 5-21）。

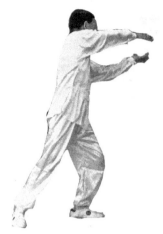

图 5-21

3. 气运肺肠：左手阴掌，左臂外伸，同时右手沿左臂外侧阳经上捋至左肩，左脚回扣，身体回转至正前方；左手阳掌，曲肘搂气至胸正中，同时右手掌心朝内，继续从左肩、左胸、左腹，至下腹正中，身体转向正前方（图 5-22、图 5-23）（可配合吸气）。

4. 排浊清肺：身体转向右侧，右脚外撇，呈右弓箭步，右手掌沿右下腹、右胸至右肩前翻掌，右臂外伸，左掌沿右肩、右臂内侧阴经顺势外捋，身体略右转，右手略回缩（图 5-24）（可配合呼气）。

5. 右侧捋经：右手阴掌，右臂外伸，同时左手沿右臂外侧阳经上捋至右肩，右脚回扣，身体回转至正前方；右手阳掌，曲肘搂气至胸正中，同时左手掌心朝内，继续从右肩、右胸、右腹，至下腹正中，身体转向正前方（图 5-25、图 5-26）（可配合吸气）。

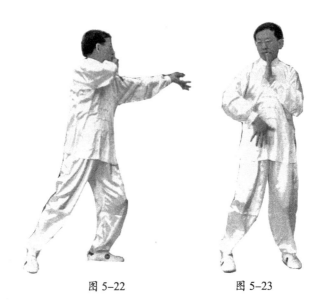

图 5-22　　　　　　图 5-23

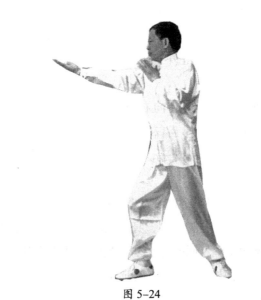

图 5-24

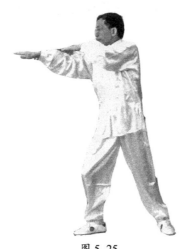
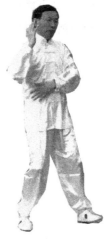

图 5-25   图 5-26

6. 左侧捋经：身体继续转向左侧，左脚外撇，呈左弓箭步，左手掌沿左下腹、左胸至左肩前翻掌，左臂外伸，右掌沿左臂内侧阴经顺势外捋，身体继续左转，左手略回缩（图5-27）（可配合呼气）。

7. 双手抱球：至双手相对时，双肘开始向外撑拉掌，同时左脚内扣还原，身体转向正前方（图5-28）（可配合吸气）。

8. 气调肺腑：两掌或两劳宫对两肺灌气，气透胸肺，通达脊背，开合3次，同时，双膝随两臂开合伸屈（图5-29）（可在开合灌气时配合呼吸，吸开呼合）。

9. 气透迎香：第三次开合末，向下、内、外翻掌至十指向上，两劳宫对双侧迎香穴，灌气3次，气透面颌，同时，双膝随两掌开合伸屈（图5-30）（可在开合灌气时配合呼吸，吸开呼合）。

10. 气沉下田：转掌向下，双手引气沿体前侧下行至下丹田，意念稍停片刻（图 5-31）。

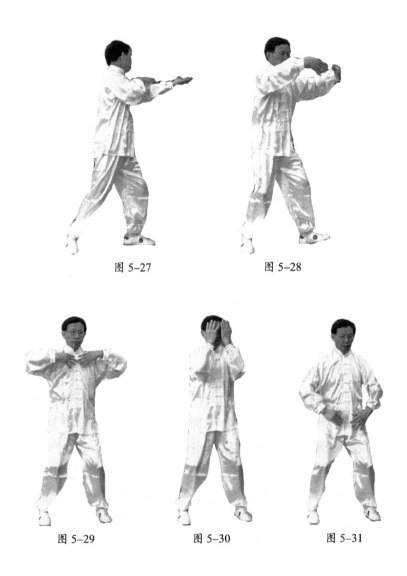

图 5-27　　　　　　　　　　图 5-28

图 5-29　　　　　图 5-30　　　　　图 5-31

【作用概述】

本节功法的主要作用可概括为"肺金吐浊纳清气"，功能排浊纳清、开胸理气、气润肺肠，适用于呼吸系统、心胸部疾病及大肠疾病。

第四式：肾膀胱功

【操作要领】

1. 起式："起式"或接上节收式。

2. 手按浮球：两臂从前方飘起，张腋曲肘，十指向前，掌心向下。两掌手按浮球3次，上不过肩，下至带下。两掌下按的同时，身体下蹲，蹲式逐次降低至大腿与地面平行（图5-32）。

3. 横掌过膝：第三次下蹲时，转双手十指相对，横掌过膝，向外下撑开（图5-33）。

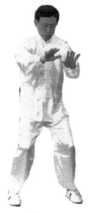 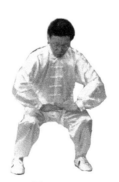

图5-32　　　　　图5-33

4. 合气内收：随即合气内收至两腿之间，掌心向后（图 5-34）。

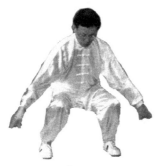

图 5-34

5. 提肾升气：握固上提，耸肩缩项，起身同时十趾抓地，大腿内收，提肛收腹，合齿瞠目（图 5-35）。而两拳上提至带脉高度后，翻转拳心向上。肘向后伸紧，两拳沿带脉后行至体侧变掌（图 5-36），全身放松。

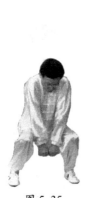 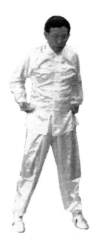

图 5-35   图 5-36

6. 气暖命门：两肘继续后伸，带两掌外开盖肾，两掌对两肾或腰骶部灌气3次，气温煦腰骶、盆腔内脏，透达腹侧（穿背透腹）。双膝随两臂开合伸屈（图5-37）。

7. 肾气润发、移精补脑：两手掌朝前（向背），沿督脉（脊背）上捋至两肩胛处，同时再次十趾抓地、两腿内收，提肛收腹，仰头缩项，合齿瞠目，同时双手沿腋下、肩前、颈侧，至脑后，掌心向头（图5-38），接引上行之气，两掌继续向前运行至上唇，全身放松。然后，返回项后，再捋至上唇，如是往返3次。双膝随两掌往返伸屈。

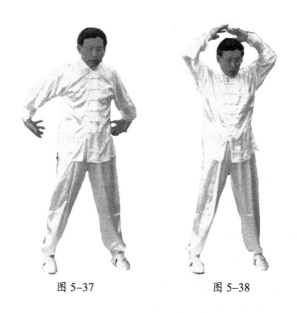

图5-37　　　　　　　图5-38

8. 天目洞开：两侧中、食、无名指从印堂穴处（前额）向两侧拉开，同时踮脚（图5-39）。

9. 双风贯耳：转掌十指向后，脚跟着地屈膝，双劳宫分别对双耳灌气，行开合3次。双膝随两掌开合伸屈（图5–40）。

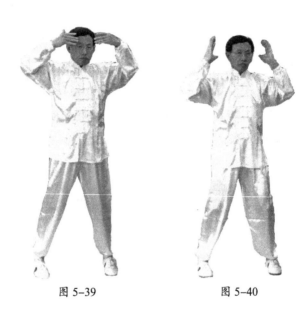

图 5–39   图 5–40

10. 气沉下田：双掌自脑后向前（图5–41）、下行气，沿任脉下行至下丹田（图5–42），意念稍停片刻。双手继下行，意导浊气下行入地下深处。

11. 承上启下："承接式"。

12. 重复动作：重复上述2～11动作3次。

13. 收式："承接式"或收式。

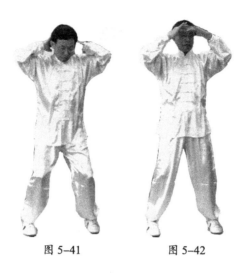

图 5-41   图 5-42

【作用概述】

本节功法的主要作用可概括为"肾水充盈壮四体",功能提纳肾气、还精补脑,适用于泌尿生殖系统疾病和颈背腰、脑部、耳部等疾病。

第五式:肝胆功

【操作要领】

1. 起式:"起式"或接上节收式。

2. 伸展条达:两臂从体侧飘起,阴掌(伸),尽量外伸,略停片刻(图 5-43);随后,双臂放松,屈膝平掌内收(图5-44);再阳掌(伸),伸膝,两臂尽量外伸,略停片刻;立掌,两臂侧举伸直,平行垂直,掌心相对,双手触天,略停片刻(图 5-45);脚尖跷起,双手略合,手触天外,略停片刻。

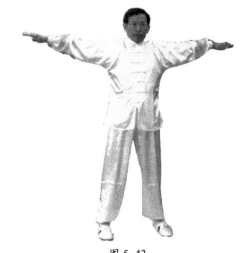

图 5-43

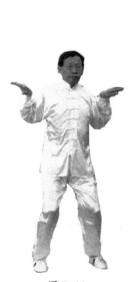

图 5-44

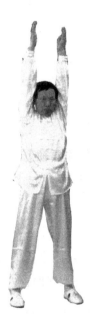

图 5-45

3.落地生根：脚跟触地屈膝，指落百会，同时双手引气下行，气过巅顶，盈身透地（图 5-46）。略停片刻，使气下行，如树生根。

4.灵气萦耳：双手掌以耳尖（约角孙穴处）为中心，掌心相对，向后在头侧胆经处旋转 3 圈。双膝随两掌升降伸屈（图 5-47）。

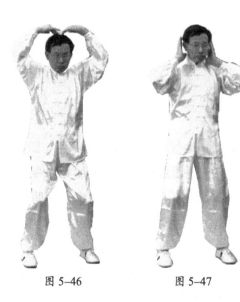

图 5-46　　　　　　　　图 5-47

5.行气利胆：转掌沿肩前顺胆经下行，在腋下，转掌心向下，屈膝下蹲，同时两掌下按，引胆经之气下行，气柱如桩，顺势下插（图 5-48）。如是缓慢蹲起 3 次，体势逐次下降。最后一次两臂先开后合，双手内收至两腿之间，掌心向后外（图 5-49）。

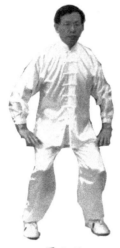
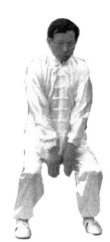

图 5-48　　　　　　　　图 5-49

6. 气养肝胆：地气上升托双手沿肝经（腿内侧）上行，两膝慢慢伸直，双手沿肝经上捋至两肋处。两肘平肩，上臂向前内夹，前臂放松（图 5-50），两掌对两肋部缓慢开合 3 次，气疏肝利胆，透达背脊。同时双膝随两掌开合伸屈。

7. 引气运目：向内翻掌至十指向上，两劳宫分别对双目，气过双目，穿颅透枕（图 5-51），开合 3 次，同时双膝随两掌开合伸屈。引浊气下行入地深处。

8. 承上启下："承接式"。

9. 重复动作：重复上述 2 ～ 8 动作 3 次。

10. 收式："承接式"或收式。

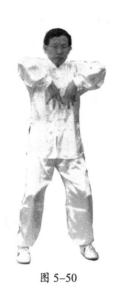 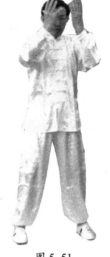

图 5-50   图 5-51

【作用概述】

本节功法的主要作用可概括为"肝木条达解气郁",功能疏肝利胆、理气解郁,适用于郁证及肝胆系统、脑部、眼耳、肩臂部疾病。

第六式：心小肠功

【操作要领】

1. 起式："起式"或接上节收式。

2. 左抱球：左脚外撇,左腿屈膝,重心左移,右脚内收至左脚内侧,脚尖点地或略悬,左右手分别上盖下托,呈左抱球式（图 5-52）。

3. 开胸通痹（左）：①右脚前迈,步距适中,重心前移,两臂分开，右臂前伸外旋，左臂后伸内旋，两臂平直与地面平行（图5-53）；同时意想一火球从左手透上臂、穿心、过肺，达右手，目视右手。②身后倾，重心左移，左臂外旋，右臂内旋（图5-54），火球从右手透上臂、穿心、过肺，达左手，目视左手。③身前倾，重心右移，左臂内旋，右臂外旋，意念火球从左手透上臂、穿心、过肺，达右手，目视右手。④同②。

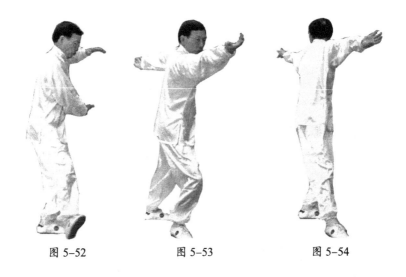

图 5-52   图 5-53   图 5-54

4. 回左抱球：重心左移，左右手分别上盖下托，右脚回收至左脚内侧，脚尖点地或略悬，回左抱球式（图5-55）。

5. 转右抱球：双手抱球下行，经胯前移至身体右侧，同时右脚右开，左脚回扣，右脚外撇，右腿略屈，重心右移，左脚右并，脚尖点地或略悬，呈右抱球式（图5-56）。

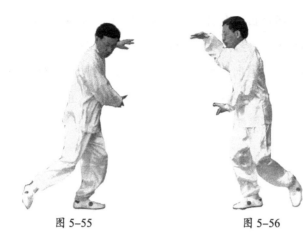

图 5-55   图 5-56

6. 开胸通痹（右）：同上述"动作3"，唯方向相反（图 5-57）。

7. 回右抱球：左脚回收至右脚内侧，脚尖点地或略悬，右左手分别上盖下托，回右抱球式（图 5-58）。

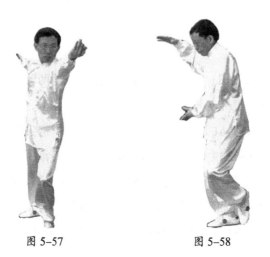

图 5-57   图 5-58

8. 开怀纳日：左脚左开，右脚回扣，双手抱球置入下丹田（小肠），略停片刻（图5-59）。两手臂分开平肩，掌心向前，两掌臂尽量向外展，两中指后伸，同时仰头挺胸，略停片刻（图5-60）；然后，肢体回中，阳掌，重复上臂外展，仰头挺胸，稍停片刻。

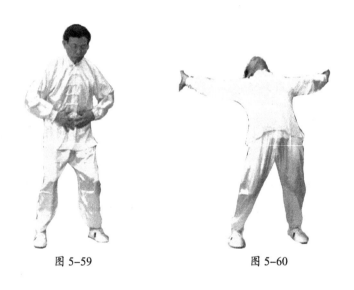

图5-59　　　　　　　　　　　　　图5-60

9. 日照三田：双臂从体侧托气上举，至两掌相对时，再屈膝灌顶，意经上丹田、中丹田达下丹田（移心于小肠），稍停片刻（图5-61）；然后转掌向前上，两掌指尖相对，托气上举（图5-62）（伸展心经），同时慢慢起身渐至踮足，稍停片刻。再转掌心相对，十指向上，持气球下引，渐行合掌，同时慢慢平足屈膝，引气透巅顶至中丹田，合掌置于胸前膻中处（图5-63），意想如日照中丹田，温煦百脉。

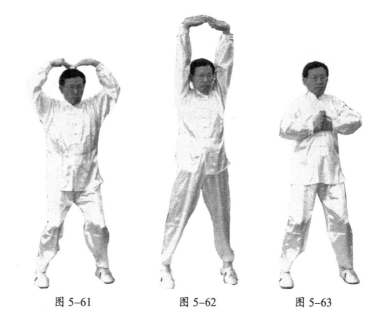

图 5-61   图 5-62   图 5-63

10. 气灌膻中：两手手指指向前方，先两掌掌根张开，双臂慢慢撑开（图 5-64），开合 3 次，向膻中穴或心区灌气，气暖中田，穿心透肺，通达脊背。双膝随两臂开合伸屈。

11. 导气绕舌：伸膝阳掌，指尖上托（图 5-65），导气绕舌。

12. 气沉下田：屈膝阴掌，双手引气，沿任脉（体前）下行至下丹田（图 5-66），意念稍停片刻。双手继续下行，意念导浊气下行入大地深处。

13. 承上启下："承接式"。

14. 重复动作：重复上述 2 ～ 13 动作 3 次。左、右各起始练习合为 1 次，整个动作重复 3 次。

15. 收式： 标准收式动作。

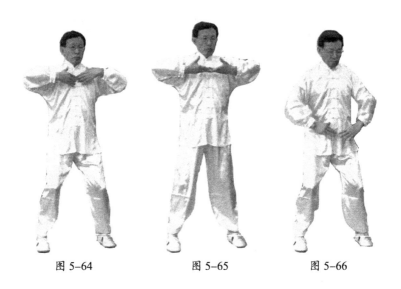

图 5-64　　　　　　图 5-65　　　　　　图 5-66

【作用概述】

本节功法的主要作用可以概括为"心火随意除诸疾"，功能宽胸理气、活血化瘀，适用于心血管系统及心胸部、脑部、肩臂、小肠等疾病。

收功

1.两手搂气入下丹田（图 5-67），左手在外，右手在内，内外劳宫相叠（图 5-68），做深腹式呼吸，每次呼吸，手随腹动，引气内注，穿腹透骶。女性 6 次，男性 9 次。

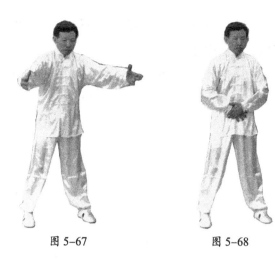

图 5-67　　　　　　　　图 5-68

2.双掌以下丹田（小腹中心）为圆心顺时针揉腹（图
5-69），女性6圈、男性9圈，再逆时针揉腹（图5-70）相
同次数。手按下腹，意念注入，稍停片刻。

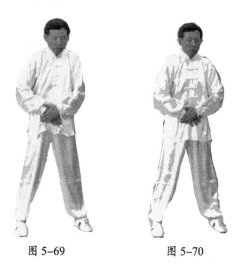

图 5-69　　　　　　　　图 5-70

3.搓手至热（图 5-71），捂眼球（图 5-72）3 次，待热气内透眼球，摩面梳发。

4.拿颈肩（图 5-73），擦腰膝（图 5-74），或加拍打全身结束练功。

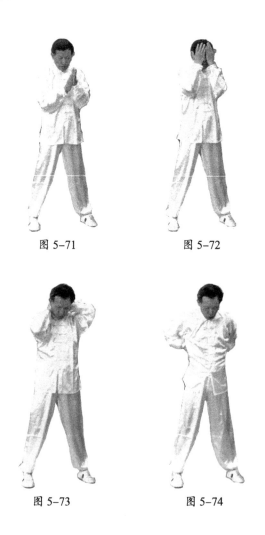

图 5-71　　　　　　　　　　图 5-72

图 5-73　　　　　　　　　　图 5-74

二、归根气功静功

（一）环境要求

一般应选择安全、安静、无蚊虫、空气较好的室内外环境。

（二）操作方法

1. 调身：归根气功静功的调身方法主要有站、坐、卧三大类姿势。

（1）站式：据体式高低，可以分为无极桩、高位桩、中位桩和低位桩，一般以无极桩和高位桩比较合适，体质好的可适当选择中位桩，出于安全考虑不推荐低位桩。

（2）坐式：以平坐为首选，可以据环境和自身条件，选择不同形式的盘坐或靠坐；如在长途旅行途中，如火车或飞机上则可以靠坐。

（3）卧式：主要有仰卧、侧卧，根据自己的习惯选择，也可据自身健康状况和环境条件选用靠卧式。

2. 调息：以自然腹式呼吸为基础。

3. 调心：调心方法分为以下三个方面。

（1）杂念控制：归根气功主要采取以下几种方法：①数息法，意念跟随深细匀长的腹式呼吸，以跟随60次腹式呼吸不散乱为基本目标，可将数息和随息合二为一。②意念跟随耳韵，时间尽可能长点，随息随耳韵可以同时或交替进行。

③根据环境条件，改变意念跟随对象，如在旅途中，意念可跟飞机、列车发出的声音；在音乐环境中，跟音乐；看电视节目时，跟节目。为节省时间，可以在练功时跟听任何学习材料，以跟听与气功修炼有关的材料为好，慢慢做到充耳不闻，闻无所闻。

（2）放松：站桩和坐式练功时，身体胯以下要稳，胯以上尽量放松，尽量做到既稳又松，卧位全身放松。精神上既要尽量放松，又要适度集中。

（3）观想：观想内容原则上要正面健康、益己利他、情感适度。

4. 收功：收功是必不可少的环节，越是练得好，越是要认真收功，静功收功同动功的收功，参考"归根气功动功"（图5-67至图5-74）。

（三）注意事项

1. 练功时间：主要根据自己的作息时间安排练功时间。卧功，安排在早上起床前、入睡前、午休时和夜间醒来时。站、坐、早、晚均可，如能安排相对固定的练功时间更好。关于每次练功的持续时间，由练功者的体质、工作情况、练功的目的、病情等来决定。坐功、卧功宜练半小时到1小时，站功以10分钟到半小时为宜，逐渐延长；体质较好，或疾病治疗需要，或练功是为了外气治疗，站桩1小时或更长也是很有必要的，但要把握循序渐进的原则。

2. 练功频度：以养成每日练功习惯为宜，如时间上有压力，每周练功四五日，练功间隔不要太长。

3. 其他事宜

（1）情绪：过度的情绪反应是致病的重要因素，特别是负面情绪，严重障碍气机的运行，练功者必须适度把控。否则，易于导致气郁等不良反应。通过练功，定力提高以后，心性随之提高，心胸开阔，可以做到鸡毛蒜皮小事，熟视无睹，闲言碎语，充耳不闻。

（2）饮食：练功者进食不可太饱，饱胀感阻碍气机。空腹练功是没有问题的，但饥饿难耐也不太合适。如果练功是为了控制体重，适度饥饿练功又是必需的，这样可以通过提高饥饿感的阈值减少过量的饮食，练功可以消除各种症状，饥饿感即是一种症状，而这种症状和超重有关。对于饮食种类，要据自身体质、疾病和季节选择有助气机运行的品种。

（3）惊功：练功者在较好的气功状态时，意识已经超越了感觉，如果要使意识回到感觉的觉醒状态，需要有个转换或者切换过程或时间。这个切换过程就是收功。惊功，就是练功过程中，意识已经超越了感觉，环境突然剧烈变化，对练功者的感觉（视、听、触等）造成强烈刺激，导致练功者产生惊恐、心悸、气机严重紊乱等症状，有的持续时间很长难以恢复。常见的原因如人为的触碰、雷电的声光、动物的干扰和手机电话声音等，因此，练功环境要求安全、安静，练功前做好相应的防护措施。

归根气功功法演示

手机扫码观看

（徐洪涛）

第六章　抻筋拔骨松功

特点与渊源

抻筋拔骨松功的前身是南北朝时期程灵洗先生所传的小九天功法。经笔者长期的练拳体悟并受形意拳的启发改良而成此功，旨在通过抻开筋骨而使全身上下、内外放松。抻筋拔骨松功的名称由此而来。

一、功法特点：全身筋骨抻开为松

气功修炼，讲求"天人合一"，抻筋拔骨松功也是如此。锻炼时把人体想象为宇宙的缩影，使人与天地自然相呼应，所谓"人体是小宇宙，天地是大人身"。在修炼的过程中，不拘泥于身体的呼吸吐纳，而是追求心与身、人体与天地的统一，即所谓"开合"。开，身心俱开，将自身之气打开，与天地相合，使身心舒展、抻拉到位，此为阳；合，即身心俱合，将天地自然之气收回己身、涤荡身心、蓄积能量、静定安稳，此为阴。在开合阴阳之间，用人体之太极呼应宇宙之太极，借助天地自然之力，体悟真正的身心放松。

松，是本功法的灵魂，也是身体健康的保证。笔者在练拳、练功过程中体悟到，松之秘在于筋骨抻开，也只有把筋骨抻开了，才能够真正地使内气流布全身各个关节、经络、穴位之中，而松的一个最直接的体现就是内气的充盈饱满。正是基于这样的思路，形成了本功法的九个基本动作套路。

二、功法作用：调理两大系统为用

抻筋拔骨松功认为，人体内存在有形的筋、骨、肉和无形的精、气、神两大系统，只有使两大系统都得到良好的开发与利用，才能真正激发人体内在自愈力，达到身心的健康与平衡。但目前许多人只注重人体有形的筋、骨、肉系统，却忽视了无形的精、气、神系统。由此，本功法无形系统的修炼，并以精、气、神系统引领筋、骨、肉系统，从而使两个系统的功能同时得到提升和平衡，并逐渐体验到身心合一、天人合一的至高境界。

锻炼有形系统筋、骨、肉的关键是松开八段、九节。"八段"是指人体的小腿、大腿、腰、背、肩、上臂、小臂、手指等八个部位；"九节"是指人体的踝、膝、胯、腰椎、颈椎、肩、肘、手腕、指九大关节。当八段、九节全部抻开之时，就基本达到了全身形体的"松"。这种形体的"松"对于现代人的腰椎病、颈椎病、膝或肩关节等的疾病，有一定的效果；同时，也为无形之精、气、神的锻炼打下基础。

锻炼无形系统精、气、神之秘是带着神意气去抻筋拔骨，亦即将无形系统的锻炼融入抻筋拔骨的过程中，而并非对筋骨生拉硬拽。此外，在抻筋拔骨的过程中，还要结合对人体劳宫、命门、百会、尾闾、膻中、合谷六个重要穴位调理（意守或"牵拉"）。在一开一合之间，使人体之气与天地自然之气互换。

三、功法传承：南北朝小九天为源

古时有一个名为小九天的功法，相传为南北朝时期程灵洗先生所传，笔者于一个偶然的机会接触到了这个功法，之后将该功法与其他功法的长处相融合，并结合自身练功习拳的经验、体会，对小九天加以改良，推出以"松"为核心、以人体两大系统为锻炼对象的抻筋拔骨松功。功法推出后，又根据同行、学生的意见、建议，不断打磨、改进，使之渐趋成熟后定型。

❧ 人物链接 ❧

马成起，自幼喜爱武术，17岁拜师学习形意拳。青年时期跟随崇范文习张氏拳，向田秀臣学陈氏拳。退休后更是一心扑在研究内功养生太极拳上。曾跟随杨瑞老师学习太极推手，并先后从师杨氏内功太极拳第六代传人李和生、朱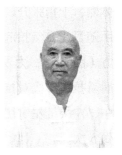春煊学习杨氏拳，他还长期练习王培生三十七式吴氏拳。

在长期的练拳实践中，马成起体会到了"松"无论对拳术的提升，还是对人体健康的作用均至关重要。因此，他学习了六朝程灵洗的小九天，并集他家之长，逐渐形成自己独特风格的抻筋拔骨松功。

练法与作用

抻筋拔骨松功，包括九个式子和最后收式。其中第二到第五个式子，一般是连起来操作，即在全部操作九个式子的时候，先依次做完左侧二到五的式子，然后完成右边二到五的式子，再继续做第六式子。当然这九个式子，也可以根据具体情况，单独或者重点操作其中的一个或者几个。为叙述清晰起见，这里将第二到第五个式子合并为一节功法论述。

第一式　前后拉肾腰

面向南方，自然站立，两腿与肩同宽，双手自然松垂于体侧，十指张开，指地，待感觉一股力量反弹至双手时，双手随目光自然抬起，与肩同宽，双手五指向前伸开，目视远方（图 6-1）；力发于腰中，左腰带左手前抻，同时右腰带右肘后拉，形成对拉之势，并保持 5 秒钟（图 6-2）；力发于腰中，左腰带左肘往回拉，右腰带右手前抻（图 6-3）。左右各做 5 次。

注意：意念始终跟随双手。

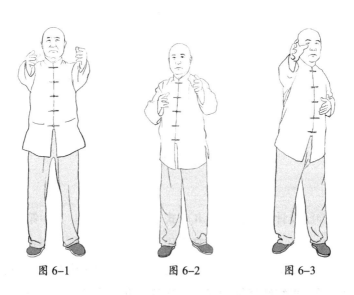

图 6-1　　　　　图 6-2　　　　　图 6-3

第二式　开合六合中

本节包含四个式子，它们可以单独操作，也可以依次操作。依次连续操作时，一般从左侧操作开始，在连续做完开合膻中命门穴、提百会拉脊柱通督脉、阴阳一字桩和上下拉肾腰之后，再完成右侧操作。

1. 开合膻中命门穴：面向南方，左手在前，右手在后，身体向右转，左手内劳宫穴找膻中穴，右手内劳宫穴找命门穴，身体回正。外开时，左手指微收（掌指关节和指间关节微微屈曲），意想外劳宫穴与膻中穴微微拉开；同时右手指微收（掌指关节和指间关节微微屈曲），意想外劳宫穴与命门穴微微拉开（图6-4）。内合时，回到原位。重复3次。

注意：前后手相合，同时开合，身体有伸缩膨胀感觉，膻中穴、命门穴有热感。

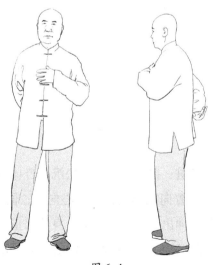

图 6-4

2. 提百会拉脊柱通督脉：接上式，松尾闾。左手沿体前正中线上举，意想合谷穴向上牵拉百会穴；同时右手沿后正中线下落，意想右合谷穴向下拽尾闾穴（图6-5），保持5秒钟后归位。重复3次。

注意：抻拉时把脊柱上下拉开，使督脉通畅。

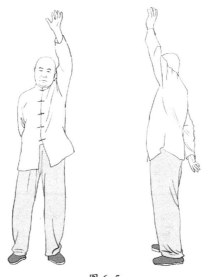

图 6-5

3. 阴阳一字桩：接上式，双臂松沉，身体向右转，左手落下，在平胸位置向东伸出，手掌心向下；同时右手抬起，在平胸位置向西伸出，手掌心向上。身体回正后，两手手指张开，掌心方向保持不变，向两侧抻出（图6-6），保持5秒钟后归位。重复3次。

注意：意想向两侧抻至天际尽头。

4.上下拉肾腰：接上式，左手松沉于体侧，向地心抻拉；同时右手上举，向天际延展，两手手指同时张开，向上下抻拉（图6-7），保持5秒钟后归位。重复3次。

注意：操作时，要有上天入地的感觉。

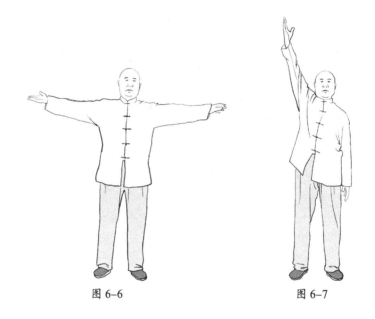

图 6-6　　　　　　　　　　　　图 6-7

接上式，双臂松沉，右手落下，左手上举，回至阴阳一字桩。身体向左转，右手内劳宫穴找膻中穴，左手内劳宫穴找命门穴，身体回正。重复另外一侧动作1～4的操作。

第三式　大鹏展翅筋骨抻

接上式，双臂松沉，右手落下，左手上举，回至阴阳一字桩。

松双肩，手放下向右转，中抱球向右做云手三次，摆右脚，迈左脚。右手找右脚，左手找右脚（图6-8），把右脚拿起来（图6-9），右脚抬起，脚面绷直，双臂打开，面向西南（图6-10），保持5秒钟。

然后右脚放下，脚尖着地，双臂打开，保持5秒钟；弯腰，重心前移，双臂放松，合于胸前，再打开双臂，重心后移，双足位置不动，右脚尖着地（图6-11），保持5秒钟。双臂相合，再重复打开双臂的操作，重复3遍。

松双肩，手放下向左转，中抱球向左做云手三次，摆左脚，迈右脚。左手找左脚，右手找左脚。完成反方向同样的操作三遍。

注意：做此节时全身筋骨抻开，如同大鹏展翅。

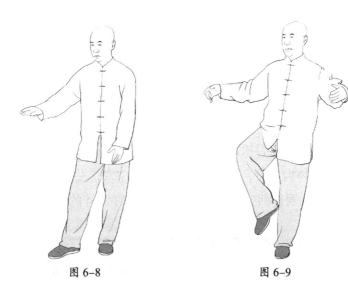

图 6-8   图 6-9

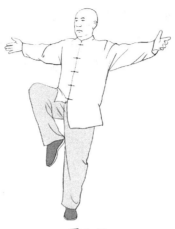

图 6-10

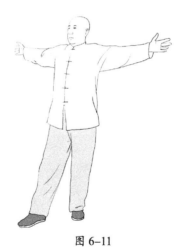

图 6-11

第四式　摩掌活膝揉肾胯

云手（图 6-12），至左边，做右单鞭（图 6-13），眼神看左手，带左手从面前向右转，面向西，左足上步（图6-14），双足并拢，右腰内带右手，左腰内带左手，双手平摩掌三次（图6-15），再双手立摩掌三次（图6-16）。

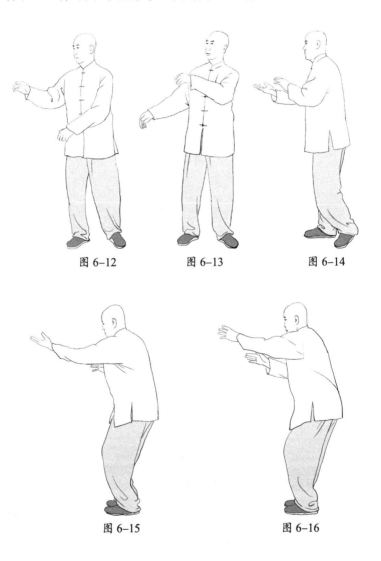

图6-12   图6-13   图6-14

图6-15   图6-16

转左单鞭，面朝东，完成对侧同样的操作三遍。

第五式　捋三焦开心田

接上式，左手略高于肩，五指微张，右脚向右转，身体随之右转（图6-17），同时右手沿体前，从右腿内侧下落，腰部前倾，至脚腕（图6-18），再沿外侧上捋至带脉（图6-19），腰后伸，回至直立位。面向西方，左足上步并拢，右手心向上向前出手，左手从胁下穿出，掌心均向上（图6-20），至肘部伸直。

手心向着眉心，屈肘收回（图6-21）；沿体前，顺任脉，翻掌往下捋到涌泉；同时右脚上步。双手向前推出；双手小指向外展，带动双臂打开平展，手心向下（图6-22），保持5秒钟。

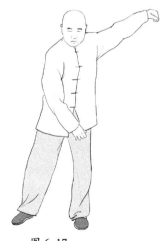

图 6-17

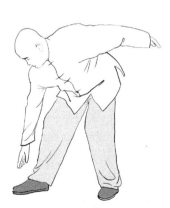

图 6-18

松肩合手，手心向上，向眉心屈肘收回，重复双手下捋、前出、外展操作三遍。

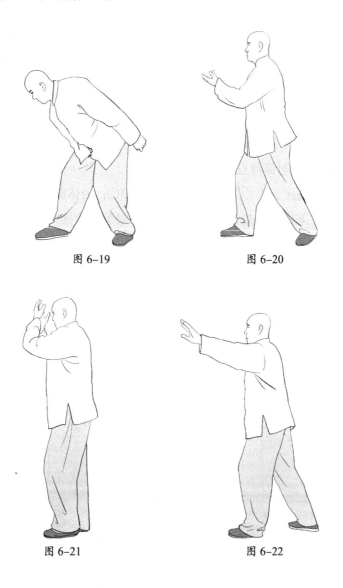

图 6-19

图 6-20

图 6-21

图 6-22

右手略高于肩，五指微张，左脚向左转，身体随之左转，面朝东方。完成反方向同样的操作三遍。

注意：心要完全打开。

第六式　海底轮动捋三阳

接上式，身体放松，摆右脚，扣左脚，面朝西，向右转身，右手松沉（图6-23），左手由肩至手，捋右臂外侧（图6-24），同时右手变拳从胸前出拳（图6-25）；右腰内带右肘收回（图6-26），同时左腰内带着左拳向前推出，拳眼向上（图6-27）。

左右拳重复操作3次。

扣右脚向东，向左转身，迈左脚，脚尖朝北，面向北方，双拳交替推出，三次。

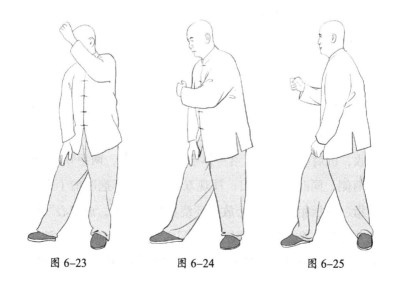

图 6-23　　　　　　　图 6-24　　　　　　　图 6-25

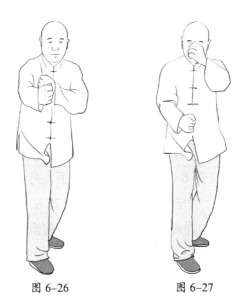

图 6-26　　　　　　　　图 6-27

扣左脚向南，向右转身，迈右脚，脚尖朝南；面向南方，双拳交替推出，三次。

右脚原位不动，向左转身，迈左脚，脚尖朝东，面向东方，双拳交替推出，三次。

收式

接上式，两手交叉，手心向内，余指打开（图 6-28）。神收，沉肩坠肘，两臂沿身体中线自然下垂，两手垂落于大腿两侧，同时气经丹田；神观双手，两手环抱腹前（中指、食指、拇指相接），手心放空环绕在神阙穴上，成"心"形，想劳宫穴找神阙穴，神阙穴找命门穴，沿带脉向前找曲池穴，肩关节随之略内收，曲池穴继续沿带脉找神阙穴（图 6-29），上述操作反复做三次。两臂下垂，两手贴于两腿风市穴，随后气收入丹田（图6-30）。

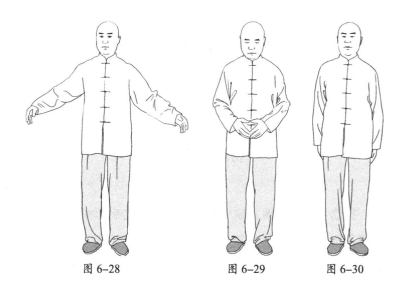

图6-28   图6-29   图6-30

（马成起）

抻筋拔骨松功功法演示

手机扫码观看

第七章　抻筋强腰功

特点与渊源

　　抻筋强腰功，源自隋朝巢元方所著《诸病源候论》中治疗腰部活动不利的导引法。该书在论述疾病治疗时不载方药和针灸，仅介绍导引术，这在中医古籍中可谓空前绝后，充分体现了作者对于导引术临床疗效的信心，也从一个侧面反映出当时人们对于导引术的青睐。

一、功法特点——上下用力，腰部松柔

　　《诸病源候论》凡 50 卷，涉及 67 大类、1739 种疾病的发病原因与机制，而与腰部活动不利相关的导引法主要出现于风冷候、风痹候、虚劳候、腰痛候，涉及 20 余条操作方法。这些导引法多从姿势动作角度入手，其操作要求做到能够达到的最大限度；在操作达到最大限度的过程中，强调缓慢；与之协同的呼吸则是吸气或者吸气之后的屏气操作；这

些调身动作，在各个方向，从两端牵引腰背，故而操作者在练习这些功法时，要仔细体会腰部松柔舒适的感受。

此外，《诸病源候论》认为，疾病的发生更多源于邪气在人体的停留，屏气操作即有加强祛邪外出的效果。不同的导引动作，针对不同方向和部位的腰部不适，有轻有重，有易有难。本套功法主要选用了其中十条较容易操作的导引法编创而成，操作简单，易于掌握。

二、功法渊源——太医博士，亲自传授

据史书记载，巢元方为隋朝太医令，太医博士。太医博士，相当于现在医学院的教授；而太医令则是官衔，负责宫廷内外医疗之事，相当于现在的卫健委主任。在《诸病源候论》中，巢元方在每条导引之前都要强调"汤熨针石，别有正方；补养宣导，今附于后"，意思是"中药、推拿热敷、针刺砭石之法，已经有很多专著讲过了，这里只记载导引之术作为治病之法"。

巢氏所录导引法，均冠以"养生方导引法"的字眼，但《养生方导引法》或者《养生方》这个书名，在《二十四史》的书目中并未出现。与这些导引操作类似的文字记载，散见于成书于《诸病源候论》之前的《抱朴子》《养性延命录》等书，以及宋代成书的《云笈七签》（被后人称为"小道藏"）的"杂修摄部"等，而冠以"太清导引养生经""宁先生导引养生法""彭祖导引法""服气精义论""王子乔导引法"，其

文字记述也有出入。

上述文献都与道教关系密切，这与"道医同源"的说法吻合。而官方人士巢元方所引用的文字与上述文献存在不少出入，多为解释性语句或者是适应证描述，这说明巢氏深谙导引之术，其所引用之法应当与其丰富的临床实践经验密切相关。

三、功法作用——远牵近引，上下前后

本套功法一共七节，根据操作要点，分别命名为："足跟相对身端坐""前推后坐肾府活""撑臂头仰腰反缩""屈膝侧转身仰卧""握固翘趾滞气挪""头起足翘手欲捉""手固丹田壮真火"。除第一节和最后一节功法属于静功外，其余五节功法分别从背部、胸腹部、肩髋部、足部和头足部，多方向反复牵拉腰骶部，以达到舒缓腰骶部气机，治疗腰部不适的目的。由于所选用的导引法容易操作且强度适宜，多种原因所致的腰部活动不利者，均可使用，适应范围较广。习练者甚至可以根据自己腰部活动不利的具体特点，选做其中几节功法。

四、功法传承——峰回路转，细说从头

不同于方剂、针灸传承，此二者毕竟存在可依仗的实物——方剂有中药而针灸则有器具，导引之法完全依靠操作者自身的体验。中药繁多而方剂之书层出；器具仅为九针，故而

针灸专著世出；导引之法无形，故传承之专著最少。即使是导引专著，仅凭文字记载很难得其全貌，这是由其操作性决定的。导引历来强调操作之术，言传身教，口传心授是其薪火相传的最重要途径，所以其流传也最不容易。《诸病源候论》导引法也遵循这个规律。巢氏将其临床经验录制于文字，对于这些导引法的传承作了开创性努力。在其身后千余年，没有见到研究传承这些导引法的著作。幸运的是《诸病源候论》这本书流传下来，并且在清末民国初年，由廖平、曹炳章将这些导引法单独辑录成书——《巢氏病源补养宣导方》。又过了60多年，赵邦柱教授结合导引操作体验，将其归纳为若干条导引之法，并用文字记述；丁光迪教授则主要从文字考证入手，全面梳理了导引法的内容；21世纪初，刘峰和刘天君教授运用照片、视频以及动画等现代化手段，深入考证文字的操作内涵，尽可能忠实还原这些导引之法。上述有益的工作为巢氏导引之术的传承、抻筋强腰功的编创奠定了扎实的基础。

❧ 人物链接 ❧

刘天君，男，北京中医药大学教授、博士生导师；中国医学气功学会常务副会长兼秘书长，世界医学气功学会常务理事，中国健身气功协会常务委员。一直致力于中医气功的学科建设，对中医气功的现代化研究提出诸多原创

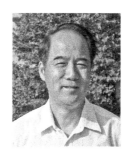

性观点，如具象思维、三调合一、中医气功科研方法论等。他明确《诸病源候论》为医学气功典籍著作的观点，并带领团队围绕《诸病源候论》导引法展开深入研究。在三调合一理念指导下，团队完成对《诸病源候论》导引法的还原工作，并在此基础上，创编两套健身功法、七套治病功法，发表相关论文 20 余篇。

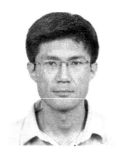

刘峰，男，北京联合大学副教授、硕士研究生导师，北京中医药大学针灸推拿专业中医气功方向博士，中国医学气功学会常务理事，长期从事中医气功学的教学科研与临床研究工作。《诸病源候论》导引法还原及其功效机制研究是其重点研究方向，围绕《诸病源候论》导引法，已经出版专著三部——《〈诸病源候论〉导引法还原》《〈诸病源候论〉健身功法 15 式》《今病古治——延续千年的养生技法》，并配套光盘三张，运用图片、视频、动画的形式将相应的导引法进行生动的展示；同时发表相关论文 11 篇，其中第一作者 7 篇。

练法与作用

《诸病源候论》导引法一病一方，据此编创的抻筋强腰功包括七节功法。悉遵巢元方"正气不足，病邪居之"的疾病观，以及"导引之法，在于祛害"的指导思想。首节与末节重在引动及培补正气；中间五节功法从后至前，由近及远，或者单方向或者从两个方向，反复抻拉腰骶部，操作时腰骶部始终保持放松状态。

抻筋强腰功为动功，每法可按 3、5、7、9 的次数递增运动量，循序渐进，以习练后不觉疲劳为度；每节功法力求达到最大活动限度，该操作配合吸气或者吸气后屏气操作，呼吸以不觉憋闷为度。初学者可以先学调身，然后加入调息操作，待调身、调息操作习练纯熟后，再加入调心内容，重点在于体验身体内部感觉的变化。抻筋强腰功用于养生保健，可以整套练习，用于慢性病调理时，需要医师根据各节功法的操作部位侧重以及疗效侧重，进行有针对性的操作指导，可以选练其中的若干节，总以身体微微出汗为佳，每次练习一刻钟左右，每天最少 2 次，1 个月为 1 个疗程。

该套功法共分七节，依次为"足跟相对身端坐""前推后坐肾府活""撑臂头仰腰反缩""屈膝侧转身仰卧""握固翘趾滞气挪""头起足翘手欲捉""手固丹田壮真火"。

第一式　足跟相对身端坐

1. 调身：双膝着席，足跟相对，足趾向外，臀部坐于足跟上。上身保持正直，双手握固，置于大腿根部（图 7-1、图 7-2）。

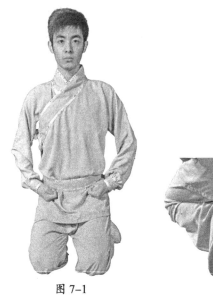
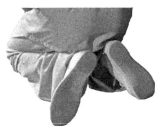

图 7-1   7-2

2. 调息：自然呼吸或者逆腹式呼吸。

3. 调心：意守下丹田。

【操作提示】

躯干部保持正直，约略与坐具垂直；握固指拇指在内，余四指在外，自然置放于大腿根部；保持该姿势大约 3 分钟。

第二式　前推后坐肾府活

1. 调身

动作 1：从第一节，松拳转掌，手心向下，沿大腿及坐席，手贴坐席前推，引躯干前行，继而伸膝，至大腿约略与坐具垂直，双手固着于席。

动作2：双手固定于席，用力前推，同时臀部尽力后坐（图7–3）。

动作3：松手伸髋，双手回至双大腿根部，手不握固（图7–4）。

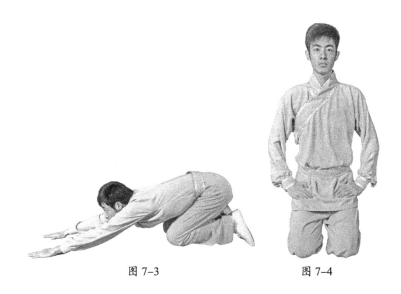

图 7–3   图 7–4

2. 调息：动作1，吸气；动作2，屏气；动作3，呼气。

3. 调心：体会脊柱两端向相反方向牵引，腰背充分拉伸的感觉。

【操作提示】

双手间距与肩等宽；双手着席的位置越远越好；掌根用力前推，但并不移动位置；头颈部自然屈曲即可；反复操作3～5遍。

第三式　撑臂头仰腰反缩

1. 调身

动作1：接第二节，双手沿大腿及坐席，手贴坐席前推，引躯干前行，继而伸膝，至大腿约略与坐具垂直，双手与肩等宽，固着于席，与躯干约略垂直（图7-5）。

动作2：双手着席不动，躯干继续前行，呈俯卧位，双肘关节屈曲（图7-6）。

动作3：肘关节逐渐伸直，继而仰头（图7-7）。

动作4：肘关节屈曲，回复至俯卧位（图7-5）。

动作3～4，反复操作3～5次，回至俯卧位，双手松置体侧，掌心向上（图7-8）。

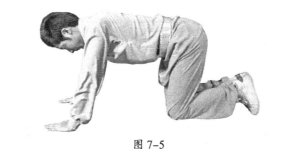

图7-5

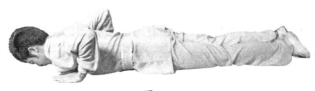

图7-6

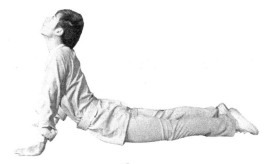

图 7-7

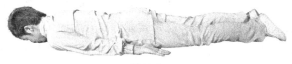

图 7-8

2. 调息：动作 1，吸气；动作 2，呼气；动作 3，吸气；动作 4，呼气。

3. 调心：想象双臂如同千斤顶，将上半身举起（千斤顶举起重物）。

【操作提示】

肘关节伸直上举半身时，腰部不能用力；动作 3，腰骶部屈曲到极致时，保持该姿势一段时间，可以配合屏气。

第四式　屈膝侧转身仰卧

1. 调身

动作 1：接第三节，从俯卧位转至右侧卧位，右手置于耳下，左手自然置于大腿侧面（图 7-9）。

动作 2：左手放置于席，手带肩转，背部上半部分着席，稍停（图 7-10）。

动作 3：保持双膝屈曲状态，先左后右，依次立于席面（图 7-11）。

动作 4：伸膝呈仰卧位，双手置于体侧，手心向下（图 7-12）。

动作 5：上半身保持不动，屈曲膝关节，至足跟近于臀部，稍停（图 7-11）。

动作 6：上半身保持不动，保持双膝屈曲状态，先左后右，依次向左置于坐席，膝带腰骶部离开席面（图 7-13）。

动作 7：左肘关节屈曲，左手置于耳下；同时右手带动右肩左转，呈侧卧位（图 7-14）。

相反方向，重复操作动作 2～7；一左一右，反复操作 3～5 遍。

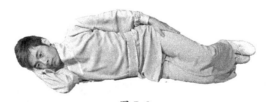

图 7-9

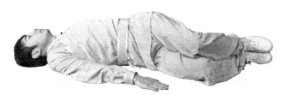

图 7-10

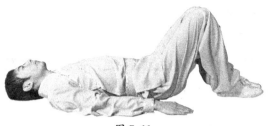

图 7-11

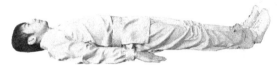

图 7-12

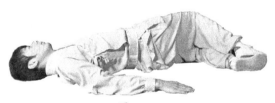

图 7-13

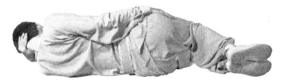

图 7-14

2. 调息：动作 2，吸气；动作 3，屏气；动作 4，呼气；动作 5，吸气；动作 6，屏气；动作 7，呼气。

3. 调心：整个转身转腰动作，就如同蛇身体一般，屈曲伸直，绵延不断。

【操作提示】

在本节操作中，通过远端手足，带动改变腰骶部位置，整个过程腰骶部并不用力。

第五式　握固翘趾滞气挪

1. 调身

动作1：接第四节，回复至仰卧位置，双手置于体侧，双足跟自然并拢。

动作2：双手握固，同时双足竖立，足十趾尽力背伸，稍停（图7-15）。

动作3：双手松开，同时双足自然放松（图7-16）。

动作2～3反复操作3～5次，恢复至仰卧位。双手置于体侧。

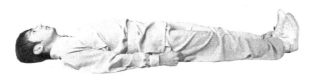

图 7-15

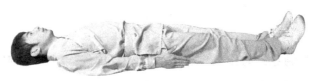

图 7-16

2. 调息：动作 2，吸气；动作 3，呼气。

3. 调心：注意体会整个后背绷紧的感觉，如同被拉紧的弓弦。

【操作提示】

双足十趾背伸的同时，可配合双足踝关节用力屈曲；屈曲至最大限度，保持一段时间，然后呼气放松。

第六式　头起足翘手欲捉

1. 调身

动作 1：右膝屈曲，右足踝压于左膝关节正下方，左膝关节伸直（图 7-17）。

动作 2：左足五趾用力背伸，带动左踝关节用力屈曲的同时，双肘关节伸直，双手间距比肩略宽，手带头走，引动腰屈曲，上半身慢慢离开坐席，稍停（图 7-18）。

动作 3：头回至坐席，伸左踝及足趾，同时伸直右膝关节。

同样操作，相反方向操作 1 遍；一左一右，重复 3 ～ 5 次，恢复至仰卧位。双手置于体侧，手心向下。

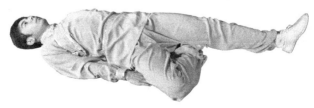

图 7-17

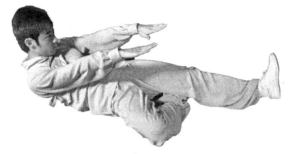

图 7-18

2. 调息：动作 1，吸气；动作 2，屏气；动作 3，呼气。

3. 调心：体会腰腹被固定住，手欲捉足的感觉。

【操作提示】

足置于膝下，膝关节屈曲时，膝关节尽量贴席；双手离席，尽量向翘起的足尖靠拢；头部离席，颈部屈曲，至大约头与坐席垂直即可。

第七式　手固丹田壮真火

1. 调身：双手握固，置于小腹。双目微闭，全身放松（图 7-19）。

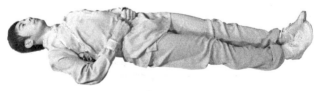

图 7-19

2. 调息： 自然呼吸或者逆腹式呼吸。

3. 调心： 意守下丹田。

【操作提示】

躯干保持正直，腰部略略伸直；拇指在内，余四指在外，握固，自然置放于小腹下丹田处；保持该姿势大约 3 分钟。

（刘　峰）

抻筋强腰功功法演示

手机扫码观看

第八章　保健功

特点与渊源

　　保健功是一种源于古代按跻、导引的防病治病、养生保健的动功功法。20 世纪 50 年代初，刘贵珍先生在实践应用和推广内养功的同时，根据古医书的记载和民间的流传，综合了诸多方面的操作，取其精华，合并整理了十八式，并定名为保健功。经临床实践应用效果颇佳。苏联医疗体育专家认为"所采用的十八式保健功完全符合生理活动"，并建议在全国推广。由于保健功简便验廉，行之有效，老少皆宜，深受人们的喜爱。

一、功法特点——简便易行，和经通脉

　　导引、按跻的方法自古有之。"导气令和，引体致柔"是其最佳功能状态；"痛则不通，通则不痛"，是其主要理论依据；"按其形，摩其性"，是其显著的操作特点。在中医理

论的指导下，保健功通过从头到脚、自上而下的自我按摩和其他调身运动，收获其特有的保健作用。保健功的主要特点表现在以下三个方面。

1. 操作简单，易学易练：从眼、耳、鼻、舌、口五官开始，每个部位都有具体的练习方法，且方法简单，易于操作。按照中医"五脏—五官相关"论，此类功法既可防治外在五官的疾病，又可以起到疏导所属经络、调整相关五脏的作用。

2. 针对性强，见效较快：保健功中的颈功、肩功、腰背功，能"精准"地针对颈椎病、肩周炎、腰背疼痛等病症，如能进行准确的练习，即可在短时间内收到较理想的效果。

3. 巧用反观，形气神合：在气功练习的"三调合一"中，尤以气和神的调整为难，保健功练习中，通过反观内视，呼吸与形体动作巧妙结合，使三调易于合一。如在反观内视脊柱的调心活动中，通过配合呼吸的脊柱曲动、摆动、扭动、牵拉的锻炼，调任督、畅气机，可达意到、气至、力合、血行的练功效果。

二、功法作用——畅通经络，行气活血

长期的临床实践证实：保健功有开窍穴、通经络、行气血、除疼痛的作用；通过胸功、腹功的练习，畅通任脉，运化三焦；通过腕功、腿功、踝功的练习，使手足三阴三阳经得到调整，经脉畅通，气血条达。对于头痛、颈椎病、肩周炎、胸胁满闷疼痛、腰背疼痛、四肢不适等病症有很好的疗

效。辅助内养功，可用于高血压、糖尿病、不寐、抑郁症、消化性溃疡、胃下垂、习惯性便秘等的临床治疗。长期练习可使人耳聪、目明、齿固、鼻通、头脑清爽、关节活利、脏腑协调。

诚如功法创编者刘贵珍先生所说的那样："保健功每个姿势的操作不仅使局部的血管、经络、肌肉得到一定的锻炼，还能使人体增壮，增加抵抗力。这种气功练习，身体负担不大，却能改善全身的血液循环，所以最适合老年人和病人锻炼，有防病、医疗、保健之功。若内养功或强壮功以这种功做辅助，能使效果更加迅速，疗程缩短。"

三、功法传承——法宗先贤，理遵医经

保健功由刘贵珍先生创编而成。其中操作方法主要来源于三个方面：一是传承了古人、古籍的一些健身方法，如《诸病源候论》中的导引法、《医心方》中的养生法，及《易筋经分行外功》《十二段锦》《遵生八笺》中的一些练习方法；二是吸取了其父亲刘增鑫老先生健身方法的精华，刘贵珍先生曾满怀深情地说："家父以往身体衰弱，后以导引术健身，锻炼有20余年，至70多岁，耳不聋，眼不花，老当益壮，因此，我对导引印象很深"；三是参考了民间的某些养生方法并听取了国外专家的建议，刘老曾说过："（我）参考了近代沈钧儒先生的《健康运动法》一书，又有吴德峰同志、牛顺斋老中医和杨真卿老先生介绍的一些方法"，"（同时，还）综合了各方面的操

作，取其精华，合并整理了十八式，经过长期实践观察，又经过了苏联医疗体育专家——克拉斯诺塞尔斯基教授鉴定，认为所采用之十八式保健功完全合乎生理的活动，建议我们在全国推广"。全套功法由此定型，其理论基础则全部来源于中医基础理论，尤其是经络学说、五行学说和精气神理论等。

刘贵珍先生的女儿——刘亚非主任医师，继承父辈的学术思想，以气功应用实践为基础，与时俱进，继承发展，根据现今疾病谱的变化，对保健功从功理功法上进行了进一步的充实和完善；从整体到局部，根据机体的每一个部位自上而下，自外而内，系统规范地进行整理、合并、增补和编排，使目功、口功、鼻功、耳功、面功、头功、肩功进一步充实；新增加了颈功、胸功、腿功、腕功、踝功等练习内容，目前已成为国家中医药管理局认定的中医适宜技术之一。

❧ 人物链接 ❧

刘贵珍，河北威县人，内养功近代主要传人之一。20世纪40年代因病以内养功疗法获痊愈后，开始气功研究的职业生涯。先后筹建唐山气功疗养所、创建北戴河气功疗养院。曾任河北省北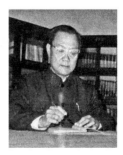戴河气功疗养院院长，河北省第三届、第五届政协委员，河北省中医学会气功分会主任委员，《中国医学百科全书·气功学分卷》编委；是第一位中医气功主任医师，也是唯一一位被《大辞海·医药科学卷》收录的气功家。著有《气功疗法实践》等学术著作，发表《在实验研究中的中医气功疗法》等论文；为中医气功事业的发展做出了积极的贡献，1955年获卫生部表彰嘉奖。

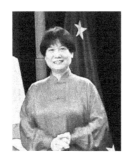

刘亚非，女，主任中医师。自幼在父亲刘贵珍的熏陶和培养下习练内养功等。长期从事中医气功的临床、教学、科研和对外交流工作。曾任国家中医药管理局医学气功北戴河教育基地主任、河北省医疗气功医院副院长等职，现任中国医学气功学会副会长、"中医气功学"重点学科带头人。著有《医疗气功内养功》（日文版）、《内养功》（德文版）等专著；发表学术文章数十篇。对内养功防治颈椎病、糖尿病、胸痹、不寐症等病症进行了临床疗效观察与研究，取得了可喜的成果。协助父亲刘贵珍进一步充实完善了内养功动功，以"气功处方"的形式进一步完善和推广了内养功疗法的辨证应用。近年积极开展气功的国际交流工作。

练法与作用

保健功是一套自我保健按摩的健身方法，通过对形体的窍穴、部位或沿经络进行按摩和拍打的练习，起到打开窍穴、疏通经络、调和气血、活利关节、消除疼痛的作用。

一、静坐

【操作要领】

平坐在木凳上，两手舒伸，放在两大腿上，也可自然盘膝而坐，两手相握放在腹前，或拇指掐住无名指的指根，其余四指握住拇指置两膝上。两眼轻闭或微露一线之光，神不外驰。舌轻抵上腭，鼻吸鼻呼，匀缓柔和地调整呼吸，达到全身放松、心神恬静的状态（图 8-1）。

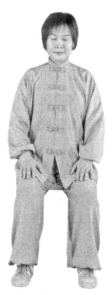

图 8-1

【作用概述】

通过这节功的练习能更好地排除杂念，收敛思绪，放松肌肉，平静呼吸，较快地进入练功状态，为做好以下各节功打下良好的基础。初学者可先采用自然呼吸，以后逐渐使呼吸加深，直至达到腹式呼吸。

二、目功

【操作要领】

目功由 6 小节组成。

1. 擦眼眉：两眼轻闭，双手拇指屈曲与食指相捏，以拇指指背关节擦眼眉入两鬓 18 次。要求将攒竹穴、鱼腰穴、丝竹空穴、太阳穴等穴位都摩擦到。也可用两手拇指按在太阳穴处，食指屈曲，以食指第二指关节刮擦眼眉 18 次（图 8-2）。

2. 擦眼皮：拇指、食指相捏，用拇指指背轻擦眼皮 9、12 或 18 次。要求从睛明穴开始，以非常轻柔的手法擦眼皮至瞳子髎穴（图 8-3）。

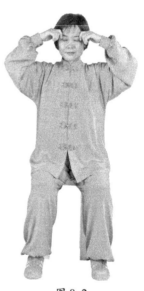

图 8-2

3. 揉眼眶：接上式，以双手拇指指背沿两眼眶先向里按摩9次,再沿眼眶向外按摩9次。除要求将眼眶部位的攒竹穴、鱼腰穴、丝竹空穴、瞳子髎穴、睛明穴等穴位都按摩到外。还要将下眼眶部位的承泣穴、球后穴都按摩到(图8-4)。

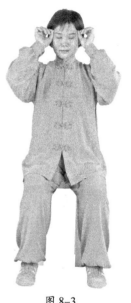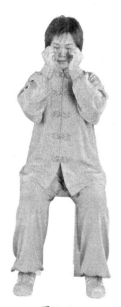

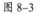

图 8-3   图 8-4

4. 运眼球: 两眼轻闭,眼球按顺时针和逆时针的方向各运转9、12或18次。须掌握好运眼球的速度,不要过快。暂时不能使眼球运转起来的,可先进行四个方位的练习,如上、左、下、右和上、右、下、左的柔和而缓慢的练习,待适应并熟练后再进行眼球的运转锻炼。有脑动脉硬化或眼底血管硬化的患者,初练习时会出现不习惯或不舒适感,这也是有些人不能很好坚持练习的原因之一。在这种情况下则更应坚持练习，刚开始，可以次数少一些，速度慢一些。先由四个方位练习开始，逐步适应。随着对功法的掌握和熟练，症状会逐步缓解，病情也会不断好转（图8-5）。

5. 温煦双眼：是一种缓解眼睛疲劳和眼睛不适感的方法。接上式，先将两手搓热后，五指并拢且放松，掌心凹陷，形成兜手状，再以两手轻轻地捂在双眼上。用两手温煦两眼。可反复做三遍，直至因运眼球所产生的酸胀和疲劳感消失为止。继而能体会到两眼有轻松、温暖、舒适的感觉则效果更佳（图8-6）。

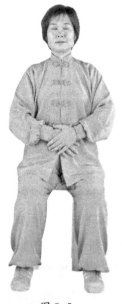 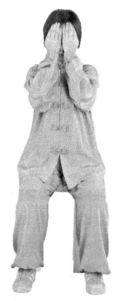

图8-5 　　　　　　　　　　图8-6

6. 极目远望：两手缓缓放下置于丹田部位或掌心向下置于两大腿上，两眼慢慢睁开，选择远处的一棵绿色植物（茂盛的大树冠为佳）进行眺望、凝视。所视之物由模糊不清，逐渐视之清晰，并有头清目爽之感。进而凝视之物由清晰又变为混沌气化状态，收入丹田。若这种气化状态一时达不到者，不必勉强，久而习之便会功到自然成（图8-7）。

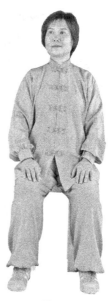

图 8-7

【作用概述】

通过目功的练习，可强化眼部周围经络穴位的气血运行，并加强眼球和眼肌的活动，能很好改善眼底部血液循环，防治目疾，增进视力，预防和减缓眼底的血管硬化，以及对脑血管硬化的预防和改善亦有裨益。又因肝开窍于目，故练习目功又有疏肝利胆、解肝郁清肝热的作用。

三、口功

【操作要领】

口功由 4 小节组成。

1. 叩齿：接上式，心情恬静，两唇轻闭，上下牙齿轻轻嗑叩 36 次，叩齿的力量要适度，速度宜缓慢，以自己感觉舒适为标准。叩齿可以坚固牙齿，改善口腔和牙周围的血液循环，预防牙病的发生（图 8-8）。

2. 运舌（古称赤龙搅海）：两唇轻闭，舌体先在口腔内沿牙龈的内侧进行顺、逆时针的运转各 18 次，然后再在唇内齿外进行顺、逆时针运转各 18 次。可促进唾液的分泌和改善口腔内的血液循环，预防和治疗口臭、牙龈炎、口腔溃疡等口腔疾患（图 8-9）。

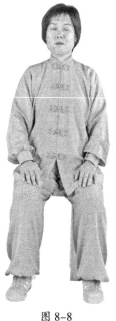 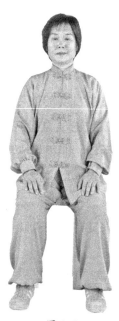

图 8-8   图 8-9

3. 鼓漱：接上式，将叩齿和运舌所产生的唾液，不要马上咽下，须在口内进行鼓漱，如同用水漱口一样，鼓漱 36 次。可使口腔运动进一步活跃，唾液成分进一步活化，效能进一步增强。

4.咽津：将鼓漱后的唾液分成三小口徐徐咽下，并用意念诱导送入丹田，这也是玉液还丹的练习方法。

【作用概述】

心开窍于舌、脾开窍于口、齿为骨之余，肾主骨生髓，故通过叩齿、运舌、鼓漱、咽津等方法的练习，有强心、健脾、固肾的作用。此外还可：①改善消化功能，增进食欲，促进营养吸收；②促进口腔至丹田部位兴奋线的建立，有利于腹式呼吸的形成，起到强化丹田和任脉的作用；③激发、调动任、督二脉和肺、脾、心经的经络气血。

四、鼻功

【操作要领】

鼻功由 2 小节组成。

1.搓鼻：拇指和食指捏在一起，肺经的少商穴和大肠经的商阳穴相接，并将两手拇指的指背置于鼻翼的两侧，上下摩搓 18 次。要求将神庭穴、印堂穴、攒竹穴、睛明穴、鼻通穴、迎香穴等鼻部的穴位都搓到（图 8-10）。

2.揉迎香：用两手拇指的指背关节按揉迎香穴，向内、向外旋转按揉各 18 次（图 8-11）。

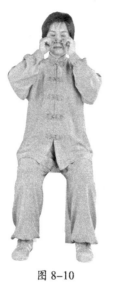 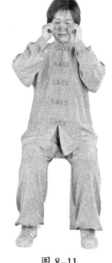

图 8-10　　　　　　　　图 8-11

【作用概述】

此功能增强上呼吸道抵抗力，有预防和治疗感冒、慢性鼻炎和过敏性鼻炎的作用，对鼻塞常会收到立竿见影的效果。由于肺开窍于鼻，故本节功法亦有清肺热、畅气机的作用，同时对治疗眼部疾患亦有裨益。

五、耳功

【操作要领】

耳功由 6 小节组成。

1.摩耳轮：用两手拇指和食、中二指沿耳轮进行上下捻揉、摩搓，捻摩至耳尖时向上提一提，捻摩至耳垂时向下拉一拉，如此一上一下为一次，共做18次（图8-12、图8-13）。

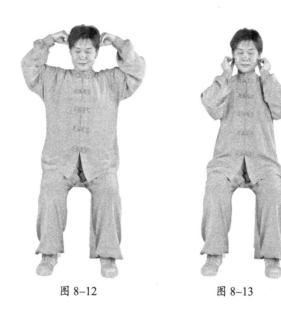

图8-12　　　　　　　　　图8-13

2. 擦耳周：两手舒伸，将耳置于食指和中指之间，用手上下摩擦两耳周围的前、下、后等部位18、24或36次（图8-14）。

3. 搓耳朵：双手五指并拢摩搓两耳。推搓时摩搓耳朵的前面，拉搓时摩搓耳朵的背面。一推一拉为一次，共做18次（图8-15、图8-16）。

4. 按耳屏：用双手食指在耳朵的凹窝处，摩转一周后按压一次耳屏（耳道口前突起的部分），以使耳屏前的听宫穴得到刺激，连续做9次（图8-17、图8-18）。

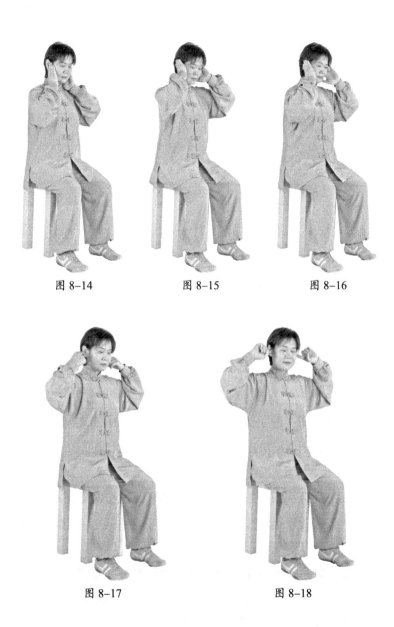

图 8-14　　　　　　图 8-15　　　　　　图 8-16

图 8-17　　　　　　图 8-18

5. 聪耳法：又称通天指法，即用食指将耳道口堵实，使之听不到外界的声音，然后突然将手指拔出，反复练习 6 或 9 次（图 8–19、图 8–20）。

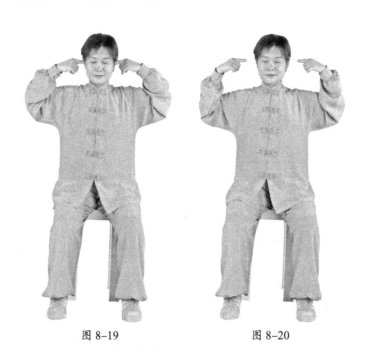

图 8–19   图 8–20

6. 鸣天鼓：用两手掌掩住耳朵，十指放在后枕部，食指压在中指上并轻轻滑下，弹击后脑部 24 次（即枕骨粗隆下的部位），使之能听到"咚""咚""咚"的响声（图 8–21、图 8–22）。

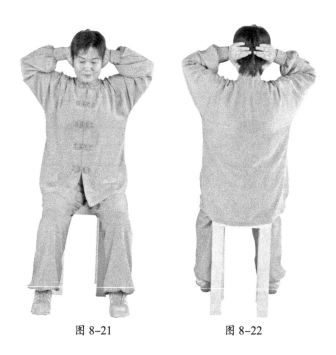

图 8-21   图 8-22

【作用概述】

通过耳功的练习可以刺激听神经，使其兴奋性增高，听力增强，防治耳鸣、耳聋等耳部疾患。鸣天鼓可以给大脑以温柔的刺激，有调整中枢神经的作用，同时还可以使循环中枢、呼吸中枢得到良性刺激，使心肺功能改善，并对解除头昏头痛均有积极的治疗作用。肾开窍于耳，故练习耳功能强腰固肾。耳是人体的缩影，如同一个胎儿在母体中的形象，故在耳朵上可找到人体各个部位的代表区域，耳功练习可起到全息疗法的作用。

六、面功（干洗脸）

【操作要领】

面功由 2 小节组成。

1. 悦面法： 先将两手搓热，用两掌由前额经鼻向下摩擦至下颌部位，再由下颌向两侧分开，经两腮向上摩擦至前额，如此一上一下反复练习 18、24 或 36 次。这种练习方法不仅可以改善面部的血液循环，使面色红润有光泽，而且，由于嘴角、眼角都向上推搓按摩，可避免或纠正嘴角、眼角下垂的现象，故有一定的美容效果（图 8-23）。

2. 开关法： 先以两手沿鼻翼的两侧向上推搓至前额部位，然

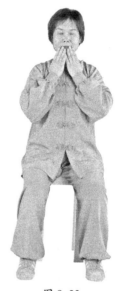

图 8-23

后向两侧分开，再沿面部的两侧向下擦至下颌，如此反复做 18、24 或 36 次。这种练习方法重点在于双手由前额向两侧分开，要有一定的力度，尤其针对眉棱骨和前额疼痛的症状以这种方法为宜，可疏通经络，缓解疼痛（图 8-24）。

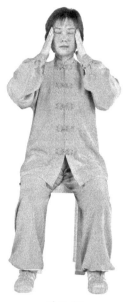

图 8-24

【作用概述】

面功的练习可改善面部的血液循环，使面部皱纹减少，红润光泽，精神焕发。

七、头功

【操作要领】

头功由 4 小节组成。

1. 螺旋摩头：用双手十指指腹由前额部位开始，经头顶和头两侧至后枕部，十指以螺旋的形式按摩头部。行 9 旋 6

遍或 9 旋 9 遍之数，即从前额开始旋转按摩 9 次到后枕部，连续重复 6 遍或 9 遍。练习时要用指腹，不能用指甲，以免抓伤头皮（图 8-25）。

2. 曲动摩头： 即用两手十指指腹由前额开始，经头顶和头两侧至后枕部，以十指曲动的方法（如虫爬行），一屈一伸按摩头部。练习时需稍用些力，以起到点穴的作用，连续重复 6 遍或 9 遍（图 8-26）。

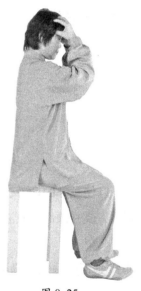

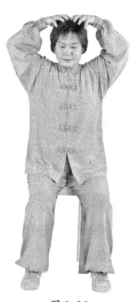

图 8-25   图 8-26

3. 十指梳头： 也称干梳头。即十指张开并微屈，如同梳子一样，由前额部位经头顶和头两侧疏导按摩至后颈部，连续做 24 或 36 遍。

4. 十指叩头：也称梅花指叩头。双手十指屈曲，两手五指自然聚拢（是一种放松态），聚拢的五指指尖很像盛开的梅花。手腕放松，以十指尖叩击头部 36 次。将整个头部的每个部位都叩击到，根据需要次数可以增加。

【作用概述】

头为诸阳之会，百脉之宗。发为血之余，发根为血液循环之末梢，常做头功可调和百脉，活跃气血，升发气机，使脑有所养，发有所滋。头功练习对头晕、头痛、贫血、高血压、脑动脉硬化等疾病均有积极的预防和治疗作用。

八、颈功

【操作要领】

颈功由 9 小节组成。

1. 六合牵拉：即进行低头、仰头、左转头、右转头、左侧头、右侧头六个方位的牵拉练习，以使颈部的韧带、肌肉、椎间盘等得到恰到好处的锻炼和调整，改善颈部的血液循环，提高其功能。

（1）前合牵拉：即向前低头牵拉颈部的后侧，以下颌能点住天突穴为标准（图 8-27）。

（2）后合牵拉：即向后仰头牵拉颈部的前侧，以风府穴得到良性刺激为标准（图 8-28）。

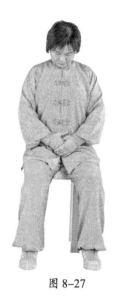 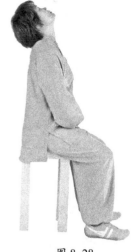

图 8-27 图 8-28

（3）左转牵拉：即向左转头以能达到90°为标准，使颈两侧的韧带和肌肉得到牵拉和强化，增强颈椎间盘的灵活性（图8-29）。

（4）右转牵拉：向右转头以能达到90°为标准，颈椎病患者练习左转和右转达不到90°时不必勉强，以自己能感觉到"恰到好处"的牵拉为标准（用图8-29的反转图）。

（5）左侧牵拉：即向左侧头，牵拉颈部的右侧，以能达到45°为标准（图8-30）。

（6）右侧牵拉：即向右侧头，牵拉颈部的左侧，以能达到45°为标准（用图8-30的反转图）。

向左、向右两种侧牵拉的练习，能很好地锻炼颈部两侧韧带的柔韧性，缓解肌肉的紧张和增强椎间盘的弹性。

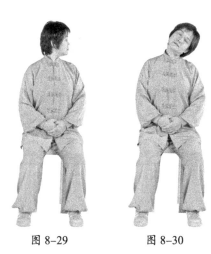

图 8-29   图 8-30

2. 仙鹤曲颈： 颈部做上前下后的伸展、牵拉、曲动练习，很像美丽的仙鹤屈动其漂亮的长颈。此方法有正反两个方向的练习，各进行 9、12 或 18 次练习均可（图 8-31、图 8-32、图 8-33）。

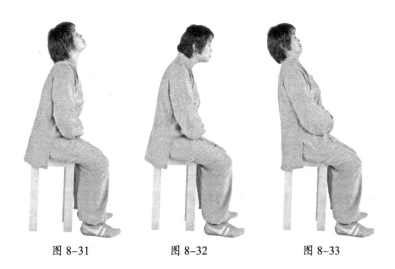

图 8-31   图 8-32   图 8-33

3. 寿翁摆头：颈部放松，反观内视颈椎，然后从第七颈椎开始，向左、向右摆动头颈部，一个一个椎体向上摆动至第一颈椎，再由第一颈椎依次摆动下来，返还到第七颈椎。通过摆头使颈椎得到左右掀动性的牵拉。动作要缓慢柔和，扎实到位（图 8-30 和其反转图）。

4. 金鸡啄米：接上式，反观内视颈椎，然后从第七颈椎开始，做上下点头的动作练习，使颈椎得到前后曲动运动。一个椎体一个椎体地曲动上去，至第一颈椎。再依次曲动下来返还到第七颈椎。练习时颈部要放松，运用头部自重力的作用巧妙地进行练习（见前文图 8-27、图 8-28）。

5. 巨龙旋颈：颈部放松，返观内视颈椎，由第七颈椎开始，一个椎体一个椎体地旋转，上至第一颈椎，再由第一颈椎依次旋转下来。速度要缓慢、柔和。如进行另一个方向的练习，仍需从第七颈椎开始，依次旋转上去，再依次旋转下来。根据自己的实际情况，要恰到好处地掌握练习的速度和幅度（图 8-34、图 8-35）。颈椎病较重、运动受限者不必强求运动的幅度，可先采取意念练习的形式。

6. 摩搓风池：先以双手拇指由风池部位的外上方向内下方推搓 18 次，其余四指在头部两侧起固定作用。然后两手五指并拢，在颈部两侧由风池的外下方向内上方推搓 18 次（图 8-36）。

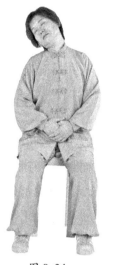
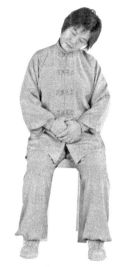

图 8-34   图 8-35

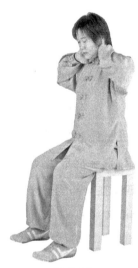

图 8-36

7. 转头搓颈：两手以横掌交替摩搓颈部 18 次。摩搓的同时颈项需进行左右扭转运动。以做到外摩内动相结合，以收到理想效果（图 8-37、图 8-38）。

8. 提捏颈项：先左手置于丹田部位，右手提捏颈项，由大椎开始，连续三掌，提捏到风府穴部位，再由上向下连续三掌，返还回大椎。然后，换右手置于丹田，左手提捏颈项，方法与前面的练习相同（图 8-39）。

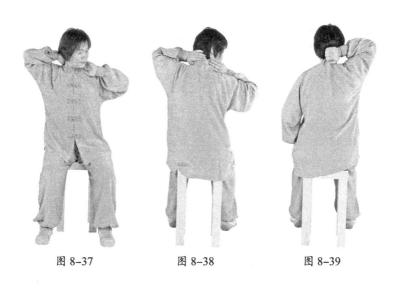

图 8-37　　　　　图 8-38　　　　　图 8-39

9. 项臂争力：此节练习要求配合呼吸。两手十指交叉置于后颈部，吸气时头向上仰起，同时两臂以两肘尖向外领引并扩胸，两手在后颈部便会自然产生一个向下压的力，出现头颈和手臂上下两个相抗争的劲力，并处于相对紧张的状态。呼气时伴随着低头颈部放松，手臂也放松还原于两侧胸前。

如此反复练习6或9次。通过这样一紧一松、一张一弛的变换练习，可以很好地强健颈部的肌肉，使之丰满、健壮，起到固定、保护颈椎的作用，并帮助颈椎支撑头部重量，缓解和改善椎体和椎间盘的压力。此练习还可以改善和增加肺活量，加强心肺功能。练习时应注意膻中区和夹脊区的开合及前后呼应，以使膻中、夹脊得到强化，气血得以调动、活跃（图8-40、图8-41、图8-42）。

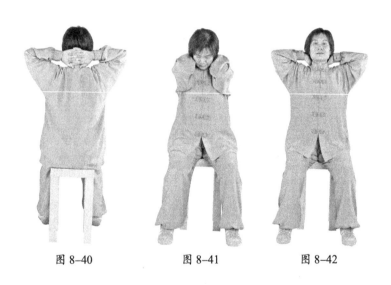

图8-40　　　　　　图8-41　　　　　　图8-42

【作用概述】

通过颈功的锻炼，可以改善头颈、肩臂的血液循环，使人头清目爽，精神焕发。对颈椎病和肩痛、头昏目眩、高血压等疾病均有预防和治疗作用。

九、肩功

【操作要领】

肩功由 7 小节组成。

1.摩肩：先以左手托住右肘，右掌按在左肩上顺、逆时针方向旋转按摩左肩胛部位各 18 次，手法要扎实、柔和。左肩按摩结束后，右手托左肘，左手按摩右肩胛部位顺、逆时针方向各 18 次。练习方法与上相同。要求在用掌按摩肩部的同时，双肩亦分别进行自我转动。如此外摩内动相结合，则能收到更好的效果（图 8–43）。

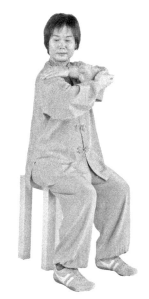

图 8–43

2.转肩：两臂屈曲，双手虚握拳置于腰间，两臂分别在身体两侧做圆运动，两肩由前向后转动 9 次。然后再由后向前转动 9 次，两肩转动的同时，小臂亦做自旋运动，脊柱进行前后曲动运动（图 8–44、图 8–45、图 8–46）。

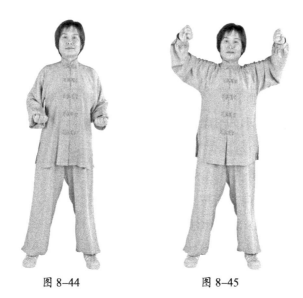

图 8-44   图 8-45

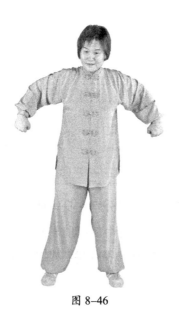

图 8-46

3. 摇肩：接上式，两臂先后交替由前向后做圆运动，带动两肩交替转动起来，然后两臂再先后交替由后向前做圆运动，带动两肩做摇动练习各9次。随两肩的摇转练习脊柱亦进行麻花样的扭动（图8-47、图8-48）。

4. 捶肩：双手轻握拳，甩动两臂，用两手的大拳眼部位叩击胸部肩前的中府穴和云门穴，再甩臂时叩击肩井穴，第三次甩臂时叩击肩髃穴。如此重复练习，连续叩击每对穴位6遍。练习时如果用大拳眼部位进行叩击困难者，可将两手形成勾手状，然后用两勾尖叩击以上3对穴位。

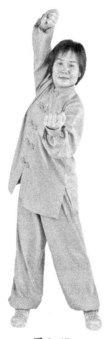 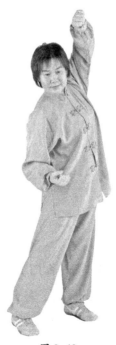

图8-47　　　　　　　图8-48

5. 双抬肩： 吸气时双肩同时抬起，耸肩缩颈。呼气时双肩放松还原，连续做 9 或 12 次（图 8-49）。

6. 单抬肩： 先将一肩向上抬起的同时另一肩向下沉，如此左右交替练习 9 或 12 次。如果采取站式练习时，双手中指可交替摩搓双腿的风市穴，脊柱则进行左右摆动（图 8-50）。

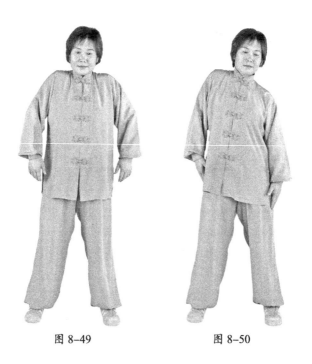

图 8-49　　　　　　　　图 8-50

7. 拍肩叩肾（命门）： 两臂放松并前后摆动，一手叩击肩部，一手叩击命门，左右交替练习 18 次。练习时要松腰松胯，脊柱亦进行左右扭转运动（图 8-51、图 8-52）。

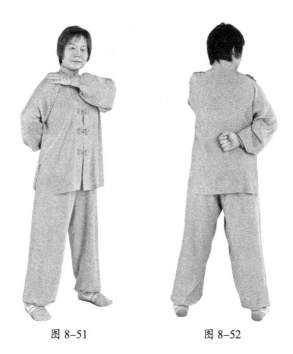

图 8-51　　　　　　　　图 8-52

【作用概述】

肩功练习可以改善肩背部的血液循环，治疗和预防肩关节周围炎，对以颈椎为主的脊柱疾病也有积极的防治作用。

十、夹脊功

【操作要领】

两臂弯曲，以大臂和小臂屈曲成 90° 为标准。两手轻握拳，拳心向上，大拳眼向外，两臂一前一后交替摆动练习 18次。要求两臂进行前后摆动时，应始终保持肘关节呈 90° 角不变。即右拳向前摆动至左肩前并与左肩同高，左拳摆动至右肩前并与右肩同高，两臂摆动的路线在胸前成交叉线。向后摆动时，尽量使拳撤至胁间。因摆动幅度较大，脊柱亦随两臂的摆动进行扭转运动，重点使夹脊区得到良性刺激和活跃。摆臂的同时，颠动两脚跟，以排泄病浊之气（图 8-53、图 8-54）。

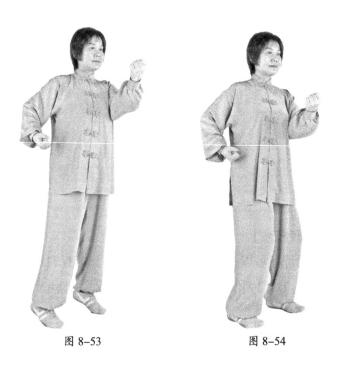

图 8-53   图 8-54

【作用概述】

夹脊功可促进肩关节和胸大肌及腰背的运动，使主要分布于夹脊区的督脉、华佗夹脊穴和膀胱经得到调整，改善血液循环，有增强内脏功能活动的作用，对腰背疼痛和内脏疾病均有较好的调治作用。

十一、胸功

【操作要领】

胸功由 4 小节组成。

1. 摩搓胸胁：以两手掌摩搓两胁，由两腋下开始，向体前正中线任脉推搓，再由任脉向两侧分搓，掌掌相连，连续六掌搓至两腹股沟。两手由曲骨沿任脉向上提起至天突穴，然后两手向两侧分开至两腋下，如此反复做 6 遍（图 8-55、图 8-56、图 8-57）。

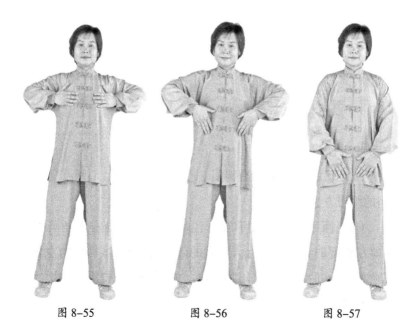

图 8-55　　　　　　　图 8-56　　　　　　　图 8-57

2. 舒胸顺气：两掌相叠，由胸部沿体前正中线向下推搓至小腹，鼻吸口呼，吸气时两手轻提起，呼气时两手稍用力由胸部向下推至小腹耻骨联合处（图 8-58、图 8-59）。

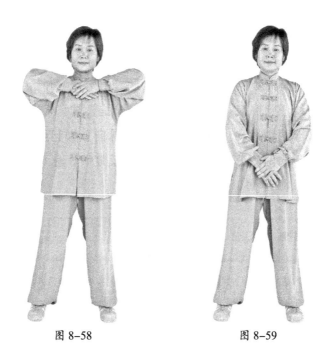

图 8-58　　　　　　　　　　　　　　　图 8-59

3. 心区按摩：是防治胸闷、心脏供血不足、心绞痛等疾病的练习方法（图略）。

（1）两手相叠，右手在下，从心区部位的右上角开始（即左胸部的右上位靠近天突穴的部位），向心区部位的左下角推搓，然后再拉搓返回到原位。如此一推一拉重复摩搓练习 18 次。

（2）两手相叠，左手在下，从心区部位的左上角开始，向心区部位的右下角推搓，然后再拉搓返回到原位。如此反复练习18次。

（3）两手相叠，右手在下，右手劳宫穴对于左胸乳中穴。待平心静气后，在心区部位进行顺时针方向（即上、左、下、右）按摩练习18次。

（4）两手相叠，左手在下，左手劳宫穴对于左胸乳中穴。在心区部位进行逆时针的运转按摩18次。

（5）双手十指屈曲，手腕放松，两手抖动起来，用十指尖叩击左胸心区部位36次，或根据身体情况适度增加叩击次数。

4. 扩胸展背：又称开合肩。配合吸气，两拳分别向身体两侧分开，同时小臂向外自旋并竖起，两拳分置于头两侧，拳心向前，小拳眼向外。要求两肩尽力向后展开，使胸部扩展，膻中区和背部的夹脊区亦得到良性的刺激，形成开肩扩胸状。呼气时双肩向前合拢，使背部舒展，两小臂在胸前相合并竖起，两手小拳眼相对置于面前，两肘尖靠拢，颈部放松，低头含胸，双肩向前合，形成合肩展背状。练习时要求脊柱进行前后曲动运动，膻中和夹脊相呼应，也随胸背的扩展和肩部的开合得到良性的刺激，使气血得以活跃和培补。如此一开一合为一次，共做9、12或18次（图8-60、图8-61）。

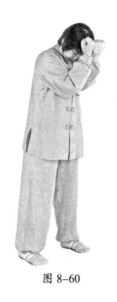
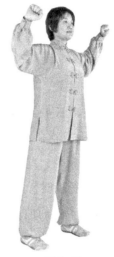

图 8-60　　　　　　　　　　图 8-61

【作用概述】

练习胸功可以改善胸背部的血液循环，治疗两胁疼痛，预防和治疗乳腺炎和乳腺小叶增生、肩背疼痛等病症。膻中、夹脊前后呼应，促使任、督二脉的气血得到调整并使之活跃。针对胸闷气短，心区部位不适、疼痛等症状则更应注重预防和平时的练习。

十二、腹功（又称摩丹田）

【操作要领】

腹功练习有两种手法：一是摩法，即手法比较轻柔，可采取单手练习。先将两手搓热后，以右手掌按顺时针方向

（即大肠蠕动的方向，从正面看是顺时针方向），绕脐运行按摩 36 次。再以左手按逆时针方向按摩腹部 36 次。二是揉法，即手法有一定的力度。先将双手搓热后，两掌相叠，右手在下，劳宫对神阙，然后双手提起到中脘穴，左下右上绕脐进行顺时针揉腹。逆时针练习时，则需左手在下，劳宫对神阙，练习方法与前面相同，方向相反。若用于保健，则可按上述方法和次数顺、逆时针两个方向都进行练习。如用于治疗，需要辨证，练习的次数也要增加，便秘者要顺时针揉腹，练习 100 次。便溏、腹泻的患者则应逆时针方向揉腹，也要达到 100 次（图 8-62、图 8-63）。对于患有阳痿、遗精、早泄者，则应采取一手兜阴囊，一手摩丹田的方法。古书记载，"一擦一兜，左右换手，九九之数，其阳不走"。

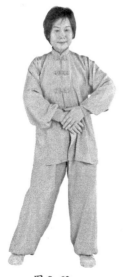 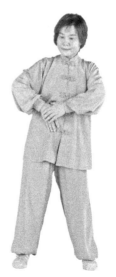

图 8-62   图 8-63

【作用概述】

揉丹田是一种很好的祛病保健的方法。可以帮助调整胃肠功能，促进消化吸收，有防治便秘、腹胀或便溏、腹泻的作用，也有防治男性疾病和女子痛经、月经不调的作用。

十三、腰背功

【操作要领】

腰背功由 5 小节组成。

1. 温肾搓腰：两手搓热，将双手放在两肾区的部位温煦两肾，待有暖融融、热乎乎的感觉之后，再进行上下摩搓。向上到达两手能够达到的高度，向下到达尾闾、长强的部位。连续摩搓 36 次，使整个腰部暖融舒适（图 8-64、图 8-65）。

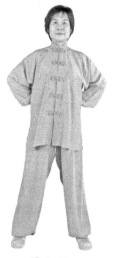
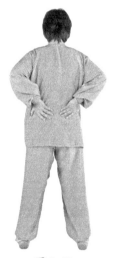

图 8-64   图 8-65

2. 调和带脉：有坐式和站式两种练功姿势。平坐式，两手虎口向内推按在两大腿上。以腰为轴上身进行顺时针旋转练习，先自左而右旋转练习 9 或 12 次。再自右而左逆时针旋转练习 9 或 12 次。练习时可配合呼吸。向前俯身时吸气，向后仰身时呼气；或前俯身时呼气，后仰身时吸气，两种方法可根据自己的喜好来决定。采取站式练习时，双手叉腰，两手虎口部位卡在腰两侧的带脉穴上，腰部做大幅度的旋转练习（图 8-66、图 8-67）。

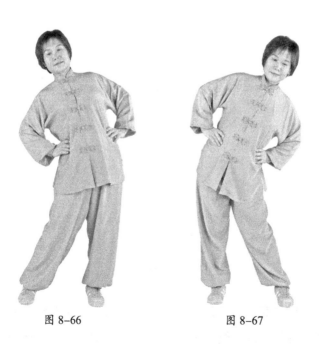

图 8-66   图 8-67

3. 松背揉脊：两手握拳，以拳背指掌关节处沿脊柱两侧（即华佗夹脊穴和膀胱经）进行由上至下的按揉，上起至自己尽力能达到的部位，下至尾骨两侧，9次揉完1遍。行9揉6遍或9揉9遍之数。促进腰背部的血液循环，使诸阳脉的气血得到活跃，消除腰背部肌肉疲劳，防治腰背疼痛、闭经、痛经及内脏疾病。站式、坐式的选择可根据自己的身体状况和所处的环境进行练习（图8-68）。

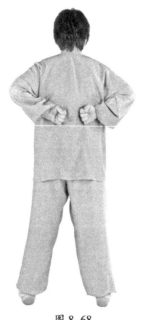

图 8-68

4.摩搓尾闾：采取平坐或站立式练功，两手食、中二指并拢，在尾骨的两侧两手一上一下交替摩搓尾闾36次，亦可双手同时进行上下摩搓（图8-69、图8-70）。若进行站式练习，需两脚打开，与肩同宽，两手交替摩搓尾闾时，要左右摆动两胯。双手同时摩搓尾闾时，脊柱进行前后曲动运动，若能同时配合提肛缩会阴的练习则效果更好。此练习可刺激肛门周围神经和血管，改善其血液循环，防治便秘、脱肛和内痔外痔等疾病。

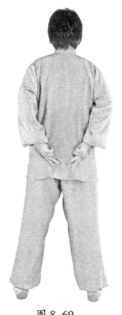
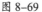

图 8-69

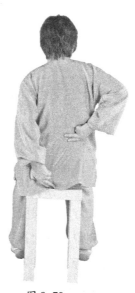

图 8-70

5. 拍田叩肾：接上式，全身放松，两臂前后交替摆动，一手拍打丹田，一手叩击命门，脊柱亦随两臂的摆动进行左右扭转和前后曲动运动。此式可起到培补元气，强化先天之本的作用（图 8-71、图 8-72）。

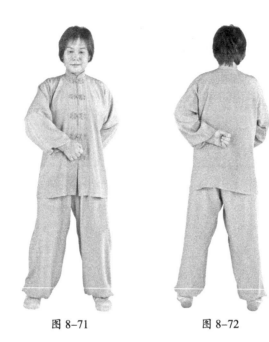

图 8-71　　　　　　　　　图 8-72

练习腰背功有强腰固肾、培补肾精、强化先天之本的作用，可调和带脉气血运行，并使诸经脉条达顺畅，对腰腿疼痛、肾虚肾亏、四肢不温、附件炎、盆腔炎、月经不调、前列腺等疾病均有较好的防治效果。

十四、腿功

【操作要领】

腿功由 4 个小节组成。

1.旋摩两膝：将双手搓热后，置于两腿膝关节上，两手向外旋转按摩两膝关节部位 36 次，再向内按摩 36 次。此式可使两膝关节有暖融舒适的感觉，并改善膝关节部位的血液循环，防治膝关节疼痛等。

2. 环摩膝胯： 两掌由两腹股沟沿大腿的内侧向下至两膝，经两膝下沿两大腿的外侧向上按摩至两胯关节，再由两胯关节返回两腹股沟，如此循环往复运摩 9、12 或 18 次。然后再进行反方向的练习，部位相同，方向相反。此练习既可采取坐式也可采取站式。若采取坐式练习时，除了上面的动作要求外，伴随摩膝胯，身体要前后运动起来，使脊柱得到前后曲动的锻炼。若采取站式练习，则要伴随摩膝胯，两腿进行下蹲、立起的动作（图 8-73、图 8-74、图 8-75）。

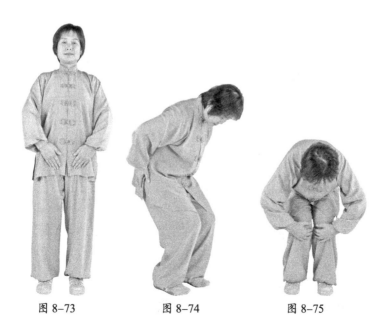

图 8-73　　　　　图 8-74　　　　　图 8-75

3. 叩足三里：两手轻握拳，用小拳眼部位叩击足三里穴36次（图8-76）。练习时手腕要放松，叩击的力度以舒适为标准。要求在两手叩击的同时两腿弹动起来，以使胯、膝、踝关节得到活利，韧带得到柔韧，肌肉得到强健。

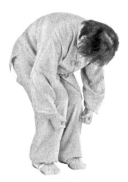

图 8-76

4. 运揉双膝：两腿弯曲，双掌置于双膝上，做两腿膝部的旋转运揉练习，先由左侧开始，经前至右运揉6或9次，再由右侧开始，经前至左运揉两膝6或9次。要求肩、背、腰、胯、踝随着膝部的运转也都运揉起来（图8-77、图8-78）。

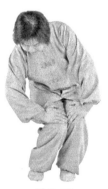

图 8-77

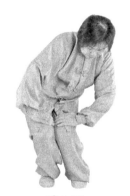

图 8-78

【作用概述】

腿功的练习可以活利关节、加强两腿韧带的弹性和劲力，具有畅通经络、改善血液循环，防治关节炎和壮腰固肾、强腿健足的作用。

十五、腕功

【操作要领】

腕功由 4 小节组成。

1. 旋腕：两手分别以小指领引向内旋转 18 次，再以拇指领引向外旋转 18 次（图 8-79、图 8-80）。

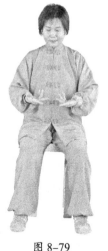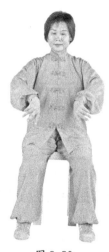

图 8-79　　　　　　　　　图 8-80

2. 揉腕：两手十指交叉，然后手腕部位前后交替进行麻花样揉转扭动，正反方向各做 18 次（图 8-81）。

3. 压腕：接上式，先向左连续压手腕 9 次，再向右连续压手腕 9 次，如此左右交替重复练习三遍。两手压腕练习时要求手腕均形成 90°角，以使手三阳经的阳溪穴、阳池穴、阳谷穴和手三阴经的神门穴、大陵穴、太渊穴等穴位均得到良性的刺激，使气血活跃、经络条达（图 8-82）。

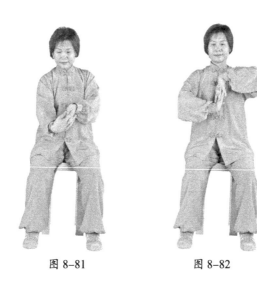

图 8-81   图 8-82

4. 甩腕：双手举起与头等高，放松抖动并向下甩动两手臂，以两手腕的甩动为重点，带动肩臂放松，躯干、腰腿也随之放松下来。

【作用概述】

腕功可以疏通经脉，改善末梢血液循环，治疗手臂麻木、疼痛等疾病。手腕部是原穴所在之处。通过旋转手腕可以激发手三阴经和手三阳经的原穴经气。原穴，是人体原气作用汇聚的部位，即元气所汇集出入之穴位，对五脏六腑之疾病有积极的治疗意义。

十六、踝功

【操作要领】

踝功由 3 个小节组成。

1. 方位牵拉：可以双脚同时练习，也可以单脚练习。要求意念放在足部，然后做绷脚尖的动作，意想气达足尖。停顿一会儿后，再做蹬脚跟的练习，意想气达足跟。稍停片刻后，继续做内扣、外展的练习，意念分别放在外踝、内踝部位。如此反复做四个方位的牵拉练习 3 ～ 6 遍。使气达足部末梢，改善足部的血液循环，活利足部的关节，并使足部的韧带、筋腱得到伸展牵拉锻炼（图 8-83、图 8-84、图 8-85、图 8-86）。

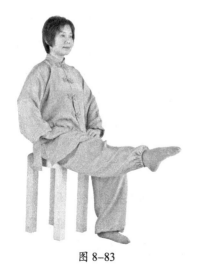
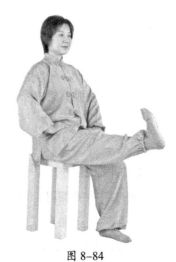

图 8-83　　　　　　　　　　图 8-84

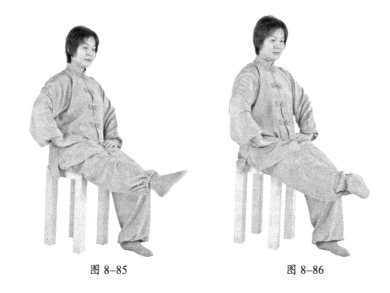

图 8-85　　　　　　　　　　　图 8-86

2. 旋转脚腕：即将方位牵拉练习的动作连贯起来。两手心向下置于膝上，可双脚同时练习，也可单脚练习。先向外画圆，旋转脚腕 6 次，再向内画圆，旋转脚腕 6 次。注意意念的运用，意到气到，气到血行，畅通足部经络和气血，改善足部韧带肌肉的弹性和韧性，使关节活利。其图参见动作 1 方位牵拉。

3. 揉阳陵泉：拇指按揉阳陵泉，其余四指置于腘窝处，向内、向外各揉 36 次，或两手握拳，用小拳眼部位叩击阳陵泉 36 次。

【**作用概述**】

通过踝功的练习，可以改善足部的末梢血液循环，激发和活跃足三阴经和足三阳经的原穴、气血，使之更加协调顺畅，起到防治腿足麻木、疼痛、拘挛等症的作用。

十七、搓涌泉

【操作要领】

两手擦热，左手扶住左脚，以右手掌摩搓整个左脚掌，即由脚跟开始，向前推搓，七分力至脚尖，然后向后拉搓，三分力到脚跟，重点在涌泉穴，如此前后摩搓100次。再用右手固定右脚，左手以同样的方法摩擦右脚掌100次。

【作用概述】

搓涌泉可以培补肾水，以滋阴潜阳，使水火既济，可防治头昏目眩、高血压、失眠和改善心脏功能。在练习时应注意速度不要太快，须掌握好搓涌泉的速度和力度。要心情平和、放松恬静（图8-87、图8-88）。

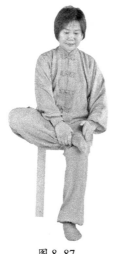 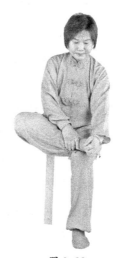

图8-87　　　　　　　　图8-88

十八、织布式

【操作要领】

织布式是一节全身练习的方法，要求两腿并拢舒伸，足尖上翘，两掌心向上置于腹前，配合呼吸身体做前俯后仰的动作。吸气时，两手掌向上导引至头顶上，身体尽力向后仰，呼气时，向前俯身，两手心翻向下，并向足部做推的动作，舒伸尽量能触及脚尖。再吸气时，两手由脚尖处翻掌心向上经胸部向上疏导至头部。如此一推一拉反复练习9或12次。

【作用概述】

织布式的练习是一节全身的运动，尤其是腰腹部的活动量较大，可加强腰背功能，使腰酸背痛的症状得到缓解。由于配合呼吸做前俯后仰的锻炼，可加强呼吸系统功能的调节，对呼吸系统的疾病有积极的帮助作用，吐故纳新，促进新陈代谢。两手的升降导引和脊背伸展、放松，可使任督二脉得到调整和强化。腿部的牵拉疏导，可强化腿部的筋腱、

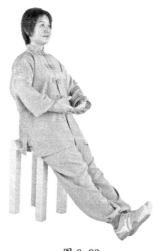

图 8-89

韧带和肌肉的功能，预防腰腿疼痛等疾病的发生（图8-89、图8-90、图8-91）。

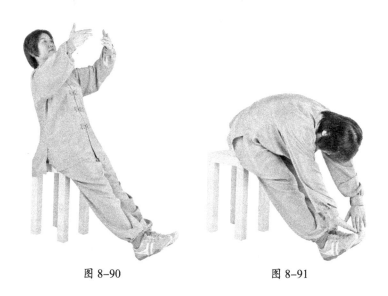

图 8-90　　　　　　　　　　　图 8-91

十九、收式

【操作要领】

意守丹田，两手掌心向上缓缓抬起，于头顶上交叉，沿体前正中线徐徐下落至丹田部位，如此连续做3遍。最后两掌在头顶相叠并落于丹田处，静静地调息片刻后，做丹田三次深呼吸，收气归元，练功结束（图8-92、图8-93、图8-94）。

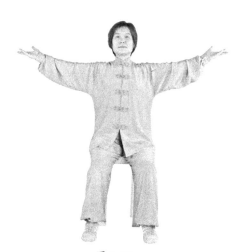

图 8-92

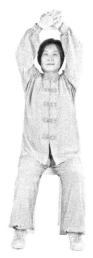

图 8-93

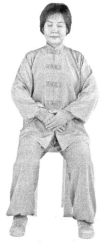

图 8-94

保健功功法演示

手机扫码观看

（刘亚非）

第九章　炼形强神三式

特点与渊源

炼形强神三式，是陈炳旗教授汲取道家功法精华，结合自己身体情况，为治疗运动神经元疾病而编创的渐进式中医气功功法。笔者借助该功法使自身所患的运动神经元疾病明显好转，遂在临床加以推广并获验证。

一、功法特点——循序渐进，炼形强神

运动神经元病患者，被称为"渐冻人"，其病位在中枢运动神经元，集中表现为运动能力的渐进性丧失，由四肢末端逐渐向躯干过渡，最终累及呼吸肌群，导致呼吸功能逐渐恶化以至衰竭，呈不可逆性发展，现代医学并未发现好的治疗方法。

笔者揣摩自身体会，根据疾病发展特点，强调从盘坐体会静心入手，结合经络点穴，借助姿势的调整以及特殊坐具

的运用，逐渐加强肘膝腕踝肩髋躯干关节及其周围"形"的锻炼，以此不断提高个体自我心神的调整能力，形成"神"与"形"的良性互动，逐渐恢复心神与肢体运动之间的相互联系，从而达到延缓、控制以至恢复并最终治愈运动神经元疾病的目的。

炼形强神三式中的"三式"指盘坐式、跪式与倒立式，其中盘坐式为入门操作，在达到一定练习水平的基础上，循序渐进，逐渐增加跪式与倒立式操作内容，并进一步借助特殊坐具增加操作难度。

二、功法渊源——源于道藏，成于实践

为治疗自己的运动神经元病，笔者广泛阅读国内外医学专著，深入研究运动神经元病发病机理与特点；从浩如烟海的道藏典籍中寻找传统气功治疗该病的方法与灵感。

神经中枢的功能可归属于传统中医"心神"的范畴，而运动功能的丧失，则归属于外在"五体"——"形"的表现。抓住心神与五体两端，是传统中医解决运动神经元病的关键所在。在反复研读、仔细领会过程中，"以我之心，使我之气，适我之体，攻我之疾，何往而不愈焉"直接点出了疗病的关键所在——从"心"入手，兼以"五体"。此语出自唐代道士司马承祯《云笈七签·服气疗病论》。根据该文有关气功调心的操作方法，结合运动神经元疾病的具体表现，笔者不断尝试、总结完善，最终在明显缓解自身运动神经元疾病的

同时，也形成了较为完整的炼形强神三式练习方法和程序。

三、功法作用——炼形强筋，静心强神

炼形强神三式从静心入手，首先通过每天长时间的盘坐练习，逐渐达到心无外物，杂念不起的状态，培养并强化"以心使气"的能力；在此基础上，针对运动功能渐进性的丧失，结合经络走行与腧穴定位，运用特定姿势和特殊坐具，加强筋肉的锻炼以"炼形"，并以此为手段，进一步提高"以心使气"的能力，而获得内外双修的效果——于内强神，在外炼形。

───── ❧ **人物链接** ❧ ─────

陈炳旗，浙江中医药大学教授、主任医师，浙江省名老中医，中国医学气功学会副会长，"炼形强神三式"的创编者，通过练习这种功法，他控制并基本治愈了自己的运动神经元病。临床擅长以功引药，治疗各种肿瘤、运动神经元病及各种疑难杂症。

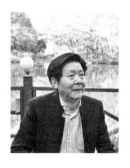

练法与作用

炼形强神三式，针对运动神经元病而编创，由于该病患者活动能力减弱或者受限，因而这套气功功法总体上属于静功。练功初期，主要通过不同姿势的调整，融合特定的调心技术，获得三调合一的主观体验，首先达到延缓疾病发展进程的目的；随着练功水平的提高，逐渐增加调身操作的难度，或者借助特定坐具增加调身操作强度，而依然可以进入三调合一状态，达到炼形强神，恢复部分运动功能的效果；进而在此基础上，根据个人具体情况，再适度增加调身技术操作难度，例如，可在保持核心姿势不变的前提下，合理引入动作。

简而言之，治疗的过程可概括为"定力、聚能、加压、激活、通透"十个字。定力，是在任何情况下，保持三调合一境界的能力；聚能，则是长时间持续"定力"修炼时，身心所获得的调整能力和调整水平；加压，强调通过增加调身操作难度和强度而强化练功效果的方式；激活，则是不断提高内在"心神"与外在"五体"之间的沟通深度与速度；通透，是经过上述炼形强神方法所最终获得的疗效体验。

这套功法要求患者长期坚持练习，在症状没有明确缓解之前，每天至少保证 8 个小时的练功时间；等到症状明确缓解时，需要继续增加调身的强度和难度，练功时间每天不应少于 4 个小时。

一、操作方法

1. 调身操作： 炼形强神三式中，主要借助调身难度和强度的改变，而达到强神疗病的效果。其中基本姿势主要有三式：盘坐式、跪式、倒立式。开始习练上述三式时，一般选择有弹性的平面，以利于操作；待操作纯熟后，借助坐具平面弹性的改变，可以增加操作强度；例如平面质地变硬，支撑点变小等。增加操作强度，可以借助特制的小凳完成，从最初在硬质的凳面上完成上述三式，逐渐过渡到在凳腿上和凳腿之间完成上述三式。

（1）盘坐式：盘坐式操作，由简至难依次为散盘、单盘、双盘。

盘坐的坐具可以是普通的床、炕，或者专为盘坐特制的矮方凳。这种凳的凳面为方形，比一般坐凳大些。坐具上均应铺坐垫。开始习练时，坐垫可厚些。

①散盘（图9-1）：头部正直，口眼轻闭，松肩坠肘，含胸拔背，腰部自然伸直。两腿交叉盘起，左压右或右压左均可。两足均安放于坐具上，可以分别压在对侧膝下。双臂自然下垂。双手可以分别放在大腿上，或放在

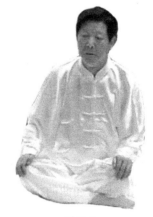

图9-1

膝上；也可以互相轻握，置放于丹田处。根据各人的情况，散盘时可将臀部稍微垫高一些，大约一两寸即可。

②单盘（图9-2）：头部、上半身以及手臂的安放均同散盘，只是在盘坐时将一条腿盘在另一条腿上，左压右或右压左可根据各人的习惯。这种坐法只有一足与坐具接触。

③双盘（图9-3）：头、身、手臂姿势均同散盘，双腿的盘法是先将左足或右足放在对侧大腿上，然后又将对侧的足搬上来，放在右侧或左侧大腿上，两足心均应朝天。如此，双盘坐两足均不接触坐具。

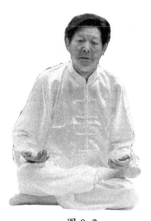 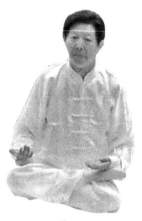

图9-2　　　　　　　　　图9-3

（2）跪式：跪式操作，由简至难依次为直跪、坐跪、翘跪。可以先在较厚坐垫上习练。这里的"跪"，强调双腿膝关节相并同时屈曲的状态。

①直跪（图9-4）：头部正直，口眼轻闭，松肩坠肘，含胸拔背，腰部自然伸直，双足竖立。双足足趾背伸，抵住坐具。当双膝关节屈曲大约90°，称为"直跪"。此时双手自然垂放于身体两侧。

②坐跪（图9-5）：头部、上半身以及双足的安放均同直跪，此时，髋关节屈曲，臀部置于竖立的双足足跟上，用足跟抵住臀部承扶穴周围，双手可自然垂于身体两侧，也可以置于屈曲两侧大腿的根部，手心方向不拘，向上向下均可。

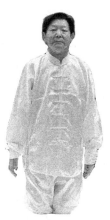

图 9-4

③翘跪（图9-6）：头部、上半身、手臂以及双足的安放均同坐跪，操作翘跪时，要求双膝关节离开坐具平面，仅保持双足足趾与坐具接触，从而增加了操作的难度和强度。

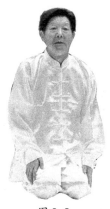

图 9-5

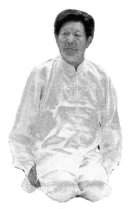

图 9-6

（3）倒立式：倒立式，由简至难依次为三点倒立、肩倒立、百会倒立。倒立要求头部在下，双足在上。操作时，同样要保持头部正直，口眼轻闭，含胸拔背，腰部自然伸直。双手放置于坐具之上。

①三点倒立（图9-7）：以头、双手作为支撑点，保持身体倒立及其平衡。

②肩倒立（图9-8）：借助特殊坐具，以双肩的肩井穴为主要支撑点，保持身体倒立及其平衡。

③百会倒立（图9-9）：借助特殊坐具，以头顶的百会穴为主要支撑点，保持身体倒立及其平衡。

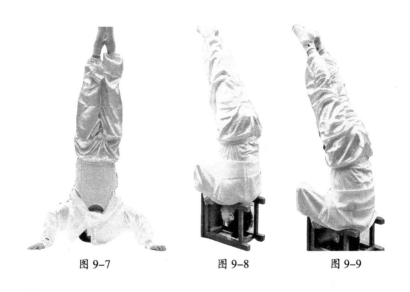

图9-7　　　　　　图9-8　　　　　　图9-9

初练时，如果还不能完整完成倒立，可以在直跪基础上，练习多点支撑。包括手腿支撑、手足头支撑。

④手腿支撑（图9-10）：双手背伸，肘关节略略弯曲，肩关节打开至腰背与坐具平面平行，保持含胸拔背，腰部自然伸直状态，头部自然抬起，以双手及双膝支撑体重。

⑤手足头支撑（图9-11）：双肩外展，手心与头顶百会安放于坐具上，保持腰部自然伸直状态，以双手、头顶和双膝支撑体重。

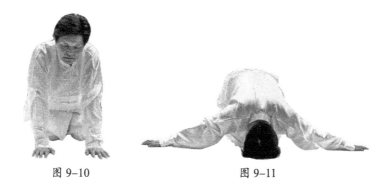

图 9-10   图 9-11

（4）增加强度操作：增加强度的操作，是借助改变接触面性质，加强调身操作的强度，进而增强对心神的调控能力。例如改变坐具表面的硬度、缩小支撑面的面积、倒立同时屈膝屈髋、双盘跳跃等。上述操作过程中，腰部保持自然伸直状态。

①硬面坐具（图9-12）：撤掉坐具上较厚的坐垫，做上述盘式、跪式和倒立式操作。

②点线坐具（图9-13）：坐具支撑点调换成面积较小的点线，作上述盘式、跪式和倒立式操作。

③肢体运动：在改变坐具同时，增加下肢的运动，例如

屈髋（图 9-14）、屈膝屈髋（图 9-15）、屈膝屈髋转腰、双盘跳跃等。

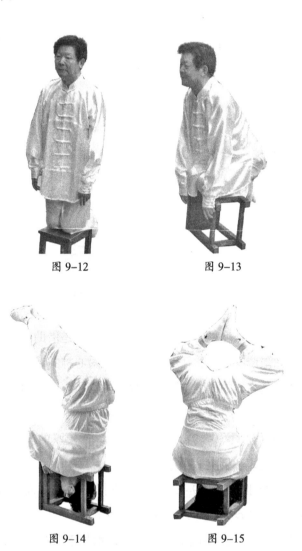

图 9-12　　　　　　　　　　图 9-13

图 9-14　　　　　　　　　　图 9-15

2. 调息操作：在保持姿势操作时，自然呼吸即可，要逐渐将呼吸调整成深长细柔状态。深，指呼吸逐渐由胸式呼吸过渡到腹式呼吸；长，指呼吸频率逐渐减慢；细，指出入鼻孔呼吸气流由粗渐细；柔，指呼吸气息均匀，节律稳定。

在作屈曲关节操作时，一般吸气时屈曲，屏气时保持屈曲状态，呼气时伸展。

3. 调心操作：在习练该套功法时，经常采用下述四种调心操作。

（1）存想日光：存想太阳于下丹田处，整个人都沐浴在阳光中，仔细体会全身的感受。初练时，可选择白天日光充足时在室外习练，以加深沐浴在日光中的体验。待习练纯熟后，在室内外操作均可。

（2）行气：存想头顶百会与下腹会阴之间通透无碍。可以分段操作，习练纯熟后，也可整体操作。例如可将百会至会阴分为三段：头颈段、胸段、腹段。然后从上到下依次操作：吸气时，意守头颈正中线，呼气时，体会该段整条正中线通透的感受；然后依次移至中段胸部、下段腹部，做同样的操作。习练纯熟，则吸气时意守百会至会阴正中线，呼气时体会整条正中线通透的感受。

操作时分段，可因个人情况而定，不必拘于三段。

（3）抱球：在所有盘坐式、跪式操作时，双上肢也可在下丹田平面抱球。存想双臂胸腹以及双手处在同一个球面上，仔细体会双手与下丹田之间的相互联系。

（4）坐忘：在所有盘坐式、跪式、倒立式操作时，逐渐消除一切念头。《坐忘论》介绍的坐忘七个步骤，依次是：信敬、断缘、收心、简事、真观、泰定、得道。

具体到该套功法中，主要强调三个操作要点：第一，坚定练功信心，无论面对何种情形，要确定坚持练功，保持好练功的热忱；第二，简化生活内容，每日练功时间不少于八个小时；第三，保持安宁祥和的精神状态，无论采用何种姿势，何种坐具，何种动作，都能保持恬淡祥和的"三调合一"状态，这要求在练功初期静心习练，体会到三调合一状态，然后，在各种情形下，培养自己迅速找到和保持该状态的能力。

二、习练原则

1. 由简入难： 包括两层含义。第一，每次习练时，操作姿势选择顺序是从简至难再回到简。例如在做盘坐式练习时，散盘入座，感觉舒适后，可以更换为单盘，感觉舒适，再更换为双盘，然后再回复至单盘和散盘。跪式和倒立式操作也是如此。第二，由于每个人具体情况并不一致，所以在做"炼形强神三式"的时候，要在体会到恬恬虚无的三调合一基础上，增加难度练习的内容和时间。例如，无法完成双盘操作，可以先暂放一段时间，等有了初步的三调合一的体会时，再进行双盘的练习。

2. 注意安全： 由于运动神经元病多会影响患者的运动机能，故练功（尤其是初学者）时旁边应有人指导、保护，行倒立等高难度调身动作时更应注意。

3. 由弱至强：坐具的选择和动作的增加，在具备一定练功水平和"定力"基础后，再逐步添加。包括操作内容的添加和操作时间的调整。

4. 坚持练习："炼形强神三式"需要每天习练，不能三天打渔两天晒网，只有持之以恒，才能逐步取得治疗效果。

5. 合理分配：每天练功时间的分配要根据当天具体的身体状态。一般原则是，能够达到三调合一状态的姿势练习时间不少于每天练习时间的三分之二，在三分之二的时间里，自己所能操作的最高强度和最大难度的练功时间不低于三分之二。例如每天练功时间是 9 个小时，目前可以操作的最高强度和最大难度，是在硬面坐具上双盘，那么在硬面坐具上双盘的时间至少要有 4 个小时，而在厚的坐垫上盘坐和硬面其他方式盘坐的练习时间至少要有 5 个小时，在此基础上，再尝试其他操作。

（陈炳旗）

炼形强神三式功法演示
手机扫码观看

第十章　强肾化浊功

　　强肾化浊功是江西中医药大学气功科学研究团队根据多年中医气功教学、科研及临床工作的经验，在继承、发展气功传统功法的基础上，结合慢性肾衰患者脾肾两虚、升降失司、湿浊毒邪内蕴、耗损气血、阴阳两伤、虚实夹杂的病机特点，以中医学的整体观念、脏腑学说、经络学说理论为指导编创的功法。此功法自编创以来一直用于临床实践，疗效确切。强肾化浊功由6节组成，通过形气神的锻炼和调控，强化人体的气化作用，加强内外之气的融通，畅通全身气机，从而达到强化先天肾气、化浊解毒的作用，主要用于治疗肾虚为主的一系列疾病。

特点与渊源

一、功法特点：天人合一,三位一体

强肾化浊功是以中医基础理论为指导编排而成的功法，具有疏通经络、调畅气机、强壮肾气、化浊解毒的作用。

"天人合一"的整体观认为天地人三者之间存在着紧密联系，人生于天地自然之间，自然之气与人体之气相互沟通转化，其生理、病理时刻受自然环境的影响。中医气学说认为气是宇宙的构成本原，宇宙万物和人都由气化生；万物是形和气的统一体，任何有形实体的周围都弥散着它的气；气化是物质世界的运动变化；气是天地万物相互感应的中介。而人是由形气神三个要素构成的复杂有机体，"形"是人体生命活动的基础；"气"是人体生命活动的特殊物质，它充斥于人体周身；"神"是人体生命活动的主宰。三者相互依存，相互联系，此即形气神三位一体生命观。

二、功法渊源：衷中参西,广纳众长

强肾化浊功是在古今优秀功法的基础上，根据临床肾虚类病证特点编创的一种新功法。其理论以整体观念、脏腑学说、经络学说等中医基础理论为核心，同时旁参其他功法，吸收中华古文明"天人合一"整体观的合理髓核，汲取了当代科学、医学、哲学的成果。其方法以古代导引法中具有补肾作用的操作方法为基础，汲取了当代优秀医学气功的精华。因此，本功法具有理论科学、方法可靠、作用广泛等特点。

三、功法作用：强肾祛浊，却病养生

强肾化浊功通过形体导引、意识调控、强化人体气机的开合出入，从而达到疏通经络、调畅气机、强壮肾气、化浊解毒之功。本功法可用于治疗西医学中的慢性肾炎、肾功能衰竭、尿毒症等泌尿系统疾病，相当于中医学中"水肿""腰痛""虚劳"等疾病范畴。

在养生、治未病方面，经常习练此功法能强壮肾气、增强人体的免疫功能，起到强身健体、延缓衰老等作用。同时在习练的过程中，可调节练功者的情绪，使练功者达到恬淡虚无的状态，从而增强人体的正气，预防疾病。

四、功法传承：继承和发展于当代

强肾化浊功是笔者于 2003 年编创而成，自编创以后运用于江西省附属医院的肾病科，进行临床验证，从此以后一直用于临床慢性肾炎等一系列疾病的治疗和康复，疗效确切。此后又将其编入中医高等院校"十三五"规划教材《中医气功学》，并在江西中医药大学开设的气功课上予以普及推广。

练法与作用

强肾化浊功属于动功，练习时要注意形气神合一，神注桩中，气随桩动。在练功过程中不要刻意追求气感，要做到似有似无。练功的强度，可根据自身具体情况灵活掌握，以练后神清气爽、不感疲劳为宜。总之，要符合循序渐进的原则，以自然舒适为标准。本功法具有疏通经络、调畅气机、强壮肾气、化浊解毒的作用。调理肾虚为主的慢性疾病以此功法为主选功法，坚持每天早晚各练习一次，每次30分钟。平时多做局部拉气练习。同时还可以辅以内养功，取坐式或卧式、站式，采用"吸—停—呼"呼吸法，并默念"温补脾肾""化气利水"等字句，15～20分钟后，自然呼吸，意守丹田15～20分钟。还可辅以保健功，可选择其中的"鸣天鼓""叩齿""搓腰""擦丹田""擦涌泉"等节，作为收功使用。也可以根据个人的时间和精力等情况择要选做几节。

预备式

【操作要领】

两脚相并，自然站立，周身中正，两手自然下垂，百会上顶，含胸拔背，双目微闭，舌抵上腭，自然呼吸，随着呼吸放松全身（图10-1）。

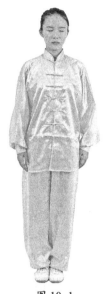

图 10-1

【功理与作用】

预备式有助于练功者更快进入松静自然的状态，同时也将机体调整到相对平衡的状态。百会上领，颈项竖直放松，有利于督脉的畅通。含胸使胸部放松，使呼吸顺畅，有利于气机下沉，形成腹式呼吸；拔背有利于脊柱伸展，使竖脊肌、背阔肌等肌肉放松，促进督脉更为通畅。目为练功之要窍，目不乱则神可收。双目微闭，目应闭而不紧，可以将视觉从向外转为归于自身，专心练功。舌抵上腭，轻触即止，使任督两脉交通。自然呼吸指胸式呼吸，待胸中气息出入调匀之后，就可以导引气息向下，从胸式呼吸逐步转为腹式呼吸。

第一式　混元一气连天地

【操作要领】

两手如捧物，虎口向上，两臂成 90°角从斜前方上举，意想捧天地自然之气至头顶上方，手心微含，照向头顶。停留一息，意想向全身贯气（图 10-2）。然后两手沿身体正前方导气下落，手心朝向身体，距身体约 2 厘米。至肚脐，手心照肚脐，停留三息（图 10-3）。然后两手还原于体侧。如此反复三遍。

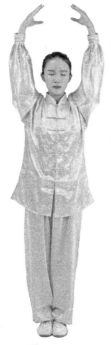 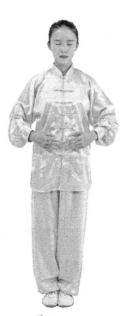

图 10-2　　　　　　　图 10-3

【功理与作用】

本节功法通过意念与形体导引的配合，引动人体的内气外放、外气内收，强化人与大自然气机的交通，达到天人合一。练功者在预备式之后进入自然放松的状态，意想自己在天地之间，头顶着天，脚踩着地，形体无限扩大，天地之气与人体之气融合为一体，这样意识就与气结合在了一起。意想两手捧天地自然之气，缓缓托起，人与天地相应，此时体内的气在形体的带动下也向上、向外运动，导气至头顶上方，手心照向头顶。督脉的百会穴在上应天，将天地自然之气收归体内。停留一个呼吸时间，待气聚到一起，意想向全身贯气。然后两手导气下落，引导外气在体内向下、向内运动。人体的新陈代谢，是由人体内之气的不断运动而推动和调控的气化过程。气的运动是产生气化过程的根本原因。人体内之气的升降出入运动，推动精、气、血、津液的新陈代谢及其与能量的相互转换，推动、调控着各脏腑的功能活动。而人体的这一气化过程，是在与自然界之大气的交换过程中进行的。本节功法就是借助意识与气结合、形体与气结合，引导气的升降出入，加强自然界之气与人体内之气的交换，对人体内的气化产生推动作用。

第二式　三焦开合畅气机

【操作要领】

①接上式，两手至肚脐时，转掌心相对，指尖向前，两掌相距10厘米左右，在与肚脐等高处做开合拉气，两手轻匀外

开，然后轻匀内合。开合 9 次后，手在肚脐处停留 3 个呼吸时间（图 10-4）。②将两手升至中脘部位，做开合拉气 9 次，而后手在中脘处停留 3 个呼吸（图 10-5）。③将两手升至膻中部位做开合拉气 9 次，而后手在膻中处停留 3 个呼吸（图 10-6）。

注意：拉气时两肩臂手放松，并与呼吸相配合，呼气时外开，吸气时内合，开合幅度不宜太大。

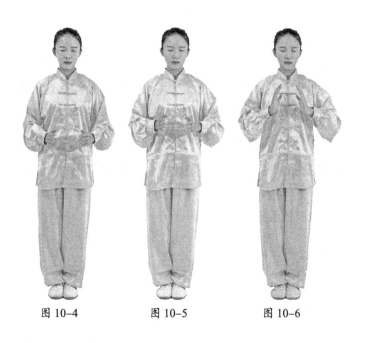

图 10-4   图 10-5   图 10-6

【功理与作用】

三焦气机的开合对人体生命活动有重要意义，是人体水液代谢的通道，也是气血运行的通道。三焦的概念有二：一指六腑之一，三焦即脏腑之间和脏腑内部的间隙互相沟通所形成的通道。三焦通行元气、运行水液，气的升降出入，津液的疏布与排泄，都有赖于三焦的通畅。少阳三焦出于肾系，上连于肺，居于表里之间。上下气机，莫不由三焦升降；表里之气，莫不由三焦出入。三焦与腠理相通，三焦运行的元气和津液向外流入腠理，濡润肌肤，保持着人体与外界气体的交流。二就单纯的部位而言，上焦心肺，中焦脾胃肝胆，下焦肾膀胱。人体的水液代谢涉及上中下三焦的功能。肺主行水，为水之上源；心主血脉，行血而利水运；脾主运化水液，为水液代谢的枢纽；肝主疏泄，与肺主气配合，调畅气机，气行则水行；肾司开合，为主水之脏。慢性肾衰患者以正虚邪实，血不利则为水，水血互患，以致湿浊毒邪潴留、瘀血蓄积内停为病机特点。两手在体前的开合拉气，可以带动人体内之气的开合出入，从而加强人体与外界气体的交通。强化三焦气机的开合出入，有助于清除体内潴留的代谢产物，纠正水电解质及酸碱平衡失调。

第三式　通阳化气利肾浊

【操作要领】

①接上式，两手捧气上举至头顶上方，手心微含，照向头顶，意想向全身贯气。②两手下落，手经头面，至胸，至剑突下，两手心贴胁，沿肋弓至腰部，手心贴于肾脏部位，做深呼吸9次（图10-7）。然后上身前倾，两手沿臀向下导引，经大腿后面、腘窝、小腿后面，至足（图10-8）。③身体慢慢直起，两手如捧物，两臂从斜前方上举，两手捧气上

举至头顶上方，手心微含，照向头顶，意想向全身贯气（图10-9）。重复上述①～②操作2遍。

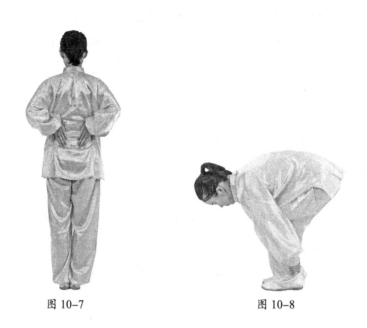

图 10-7   图 10-8

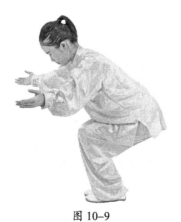

图 10-9

【功理与作用】

两胁肋为肝气布散的部位，两手导气沿肋弓至腰部，有利于肝经之气的疏发。以意引气至腰，两手贴于肾脏部位，意守命门，同时意想肾脏解剖结构、肾脏内部血液循环，意识和形体都集中于此，强化了此处的气机。意到则气到，与肾脏的结合，就是形气神的合一。在强化气的开合出入后，把气聚到肾脏，意守命门，就强化了肾脏局部的气机，有利于促进肾脏血液循环，活血通络。肾的气化功能增强了，膀胱气化有权，可以排出废液以及体内的毒素。两手沿经络导气下行，肾经的涌泉穴在下应地，意想体内的浊气随之排出体外。身体反复前屈后伸，可通达督脉及刺激腰阳关等穴，同时对肾脏、肾上腺、输尿管也有良好的牵拉按摩作用，因此，对生殖泌尿系统的慢性疾病有很好治疗效果。这一式功法，进一步强化了自然界之气与人体之气的沟通。

第四式　转腰涮胯强肾气

【操作要领】

①接上式，两手下落，手经头面，至胸，至剑突下，两手心贴胁，沿肋弓至腰部，双手揣腰。大拇指按京门穴，其余四指与手掌按章门穴、带脉穴。②身体微下蹲，躯干与大腿成一钝角，膝盖不超过脚尖，髋关节放松，并以尾闾为支点，转动骨盆。先向左转 36 圈，然后向右转 36 圈（图 10-10、图 10-11、图 10-12）。③以尾闾骨向前扣和向后翘，带动骨盆做前后摆动 36 次。④百会上顶，身体慢慢直起，两脚采气并拢。

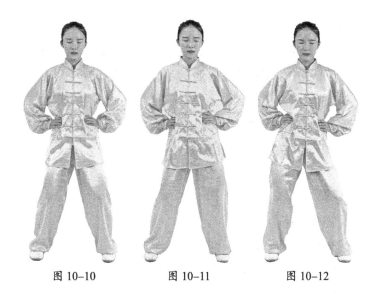

图 10-10　　　　　图 10-11　　　　　图 10-12

【功理与作用】

两手叉腰，大拇指放在京门穴上，其余四指在章门穴附近，京门属于足少阳胆经，是肾经的募穴。章门在足厥阴肝经上，又是脾经的募穴。一方面，按着肝胆两经，可使肝胆之气交合，使少阳升发之气加强，提高人体生命力。另一方面，募穴是脏腑经气在体表输注、结聚的部位，最能反映脏腑功能的盛衰，故可诊治相应脏腑的疾病。通过对这两个穴位的按摩，可以直接刺激肾脏和脾脏，启动肾脾的先后天之气。慢性肾衰病人往往表现为脾肾两虚，或为脾肾气虚，或为脾肾阳虚，激发脾肾两脏的功能有利于此病的恢复。身体微下蹲，可以使身体重心落在下腹，有利于气沉丹田。转腰甩胯的动作可以扩大丹田的区域和容量。丹田是人体能量的汇聚点，丹田的区域是肚脐与命门之间的位置，是元气的生发之处。元气根于肾，强化了元气就是强化了肾气。前扣后翘尾闾引动尾骨，刺激脊柱，直接牵拉了任督二脉。任督二脉均起于胞中，下出会阴。督脉从脊柱后分出一支属肾，与肾脏功能密切相关，调节了一身阳经之气血。任主胞胎，并调节一身阴经之气血。因此，扣翘尾闾可以调节全身气血，平衡阴阳，并激发肾脏的功能。

收式

【操作要领】

接上式，两脚并拢，两手慢慢自然下垂，调整呼吸片刻。两手捧气上升，至头顶上方，手心微含，照向头顶，停留一个呼吸时间，意想向全身贯气。然后两手沿身体正前方导气下落，至肚脐，两手叠放在肚脐上。意守丹田，安静养气 3～5 分钟即可收功（图 10-13）。

注：整套功法中多次出现的停留呼吸时间，是基于自然界生长化收藏的规律。通过短暂的停留，气聚在一起，相当于"化"，变化就在停顿的时候。

（章文春）

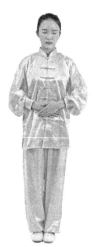

图 10-13

强肾化浊功功法演示
手机扫码观看

第十一章　新气功疗法

　　新气功疗法，是一套以辅助癌症康复著称的功法，因由郭林先生创编故又称郭林（新）气功。自 20 世纪 70 年代初正式向社会公开推出以来，历经近半个世纪的发展，已成为一套颇受国内外气功爱好者和研究者欢迎的"明星"功法：1980 年 10 月《体育报》连载了郭林先生等撰写的《自然呼吸法慢步行功》，同年《体育报增刊·气功的妙用》收载了"绝症逢生——新气功疗法治疗癌症的切身体会"，引起了许多癌症患者对本功法的关注；1980 年的《气功杂志》创刊号刊发了郭林先生口述的《练功心法》，首次公开了这一功法的锻炼"秘籍"；1980 年由郭林先生讲授的《新气功疗法》出版，标志着"新气功疗法"名称的确定、功法体系的形成；1988 年陶秉福撰写的《自然呼吸慢步行功》《风呼吸法快步行功》两个条目被收入《中国医学百科全书·气功学》，标志着此功法正式迈入中医气功的行列；1994 年新气功疗法被收入高等中医院校协编教材《中医气功学》，是本功法进入高校课堂的开始；2010 年本功法被列入北京市政府购买社会组织公益服务项目，2013 年本功法被列入中医药管理局《中医医疗技术手册（2013普及版）》，并列入第二批"中医医疗技术申报目录"，开启了新气功疗法的新征程。

❧ 人物链接 ❧

郭林——新气功疗法编创者

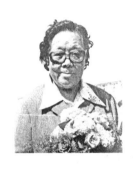

　　郭林（1910—1984），原名林冠明，号妹殊，广东中山三乡人。儿时即随其祖父（医灵庙道士）学练童子功。成年后长期从事国画教学与创作，为国画岭南派著名画家。郭林中年以后曾因患癌症先后动过6次大小手术，经自我练功得以康复。由此，她以祖传道家气功、五禽戏为基础，结合自身练功和康复经验，并参照历代各家功法的长处和中西医理，创编了一套动静结合、自成一体的气功功法，自20世纪70年代起在北京公开传授后，逐渐在全国各地乃至国外许多地区推广。推出伊始，业界及气功爱好者以创编者的姓名将其命名为郭林气功；不久，又因该功法具有推陈出新的特点，即在调身（行步中练功）、调息（注重吸气和发音呼吸）、作用（对癌症和部分慢性病康复确有疗效）等方面，都有其"新"意，遂将其称为新气功疗法。著有《新气功疗法（初级功）》《新气功疗法（中级功）》《新气功疗法图解（初级功）》《新气功疗法图解（中级功）》《新气功疗法图解（高级功 特种功）》《新气功防治癌症法》等专著

和科普著作。

于大元——传承人代表之一

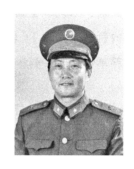

于大元（1937—2012），四川资阳市人，原总政歌舞团党委委员。1978年患直肠癌，锁骨和腹股沟淋巴结转移。经向郭林老师学习新气功疗法后得以康复。之后，他致力于推广新气功疗法，陪同郭林老师在全国多地授功，使许多癌症患者受益，被誉为"致力新气功，造福为人民"的典范。郭林老师辞世后，于大元沿着老师的足迹赴全国多地传功，并前往日本、马来西亚、新加坡、澳大利亚、美国和中国香港等地教学。主编《癌症病友康复新路》《抗癌健身法》等新气功疗法教材，为传承、弘扬新气功疗法立下汗马功劳。（推荐单位：北京抗癌乐园）

王健——传承人代表之一

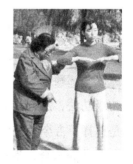

王健（1951—），女，1976年因病跟随郭林先生学功，是郭林亲自培养的辅导员。曾随郭先生到上海、郑州等地开展大型教功和传播活动。掌握新气功疗法的精髓，对新气功疗法的改革及核心技术有清晰的解读。参与《郭林新气

功·治疗功法挖掘功法 中高级功法》的编写，主编研究会内部交流资料——《郭林新气功》，2010 年纪念郭林老师百年诞辰大会任执行主席。长期坚持在国内外一线教功，倡导完整、正确、系统、全面传承新气功疗法。撰写并发表《郭林和她的新气功疗法》《郭林新气功是全人类的瑰宝》等论文。(推荐单位：北京郭林健身咨询有限公司)

特点与渊源

新气功疗法是郭林先生创编的一套动静结合的功法，其别具一格、自成体系，在业内外的知晓率颇广。因此，对它的一般特点、作用等，已无须笔者多花笔墨，试从以下角度加以诠释。

一、功法简析：形式大胆创新，内涵立异标新

由郭林先生创编的新气功疗法，其最大的亮点在于一个"新"字。无论是功法的形式与作用，还是其内涵与外延，都可以用"新"来描述。在形式上，以"行功"系列为代表的初级功法，放弃传统功法以坐、立、卧为主的锻炼方法，而是选择了古今均较少采用的"行"作为基本形式；在体系上，提倡动静结合，集五种导引（意念导引、姿势导引、呼吸导

引、吐音导引、按摩导引）于一体；在调息特征上，辨证选用注重吸气作用的"吸、吸、呼"方式和注重呼气的吐音；在学练程序上，提出姿势、呼吸、意念分别学习的"三关分度"，以增强患病（尤其是患重病）者的学功信心；在作用重点上，突破古今气功一般以防治慢性病、功能性疾病为主的"惯例"，选择癌症及其他疑难病症为主要研究方向；在练功方式上，提倡集体学练功法。

二、功法特点：吸气吐音并重，调身提倡行步

新气功疗法的一系列"新"，实际上就是其特点。这里，我们着重对它在调息、调身方面的特点作简要介绍。

新气功疗法的调息特点主要体现在"吸、吸、呼"和吐音上。这两种表面上看似不同的呼吸方法，其本质都是通过调整呼吸，强调呼吸过程中的某一个方面，来调整练功者的整体状态，以达到古人之所谓"吸新吐故以炼藏"的目的。其中"吸、吸、呼"与刘贵珍先生内养功中的"吸–停–呼"，或有异曲同工之妙，即通过调整自主神经的张力，来影响内脏、血管等的功能，从而改善病灶处的血供、氧供；吐音法，则是通过辨证（病）选用"哈"音、五脏音、特殊音，来振动脏腑及其所属的经络，进而调整其功能，最终达到治疗疾病或养生保健的作用。

新气功疗法的调身特点体现于它的"行功"。尽管古代气功著作中也有关于"行"的练功论述，但多限于理论层面，

在成套功法中选择"行"式的极为罕见。郭先生推陈出新，将"行"作为这套功法特征性的练功姿势，将"行"与摆手、转头（腰）配合，形成一种特有的调身方式，再将其与呼吸、意念融合，相得益彰，颇具"新"意。

三、功法作用：辅助癌症康复，辅助难病治疗

新气功疗法素以抗癌著称。长期的实践证明，它与药物、手术等常规医疗方法配合应用，确能有效地帮助癌症患者康复；实践还证明，它对癌症以外的多种疾病的康复，也有较好的作用。具体的作用和用法，请详见本文"练法与作用"中的相关介绍，并可参考各种"新气功疗法"专著，这里不作展开。

四、功法渊源：理宗古今经典，法集诸家之长

新气功疗法是郭林先生原创的气功功法，但这种原创不是凭空的，而是在继承前人经验的基础上，创造性地加以综合、提升而成的。

在理论上，本功法以中医学的整体观念为核心，并吸纳了康复学、现代医学、体育学等众多学科的长处。本功法"行"的调身，吐音的调息等特征性的操作，其理论基础是中医学的整体观念，即以局部的操作来影响整体的功能；支撑"吸、吸、呼"的主要理论依据是身心的相关性；吐音操作中

暗含五行学说的指导。其他理论，如有氧运动及其作用，心理疗法及其操作等康复学、心理学等学科的理论和方法，也是郭先生创编功法的理论源泉。

在方法上，本功法以五禽戏和道家气功为基础，并吸纳了儒、释、道、武各家功法的优点。如上所述，郭先生从小习练童子功，对五禽戏也较为精通。毫无疑问，这两种功法是新气功疗法方法学的基础。因此，有人说在新气功疗法中可以找到仿生功法的影子、内丹术的样子，也就不足为奇了。此外，释家的"行禅"、太极拳的"架势"、坐忘的内涵等，也对功法的套路设计和操作的细小环节产生了一定的影响。

练法与作用

新气功疗法是一套系列功法，内容非常丰富，可分为初级功、中级功、高级功三大类，各大类中又包括许多具体的功法，限于篇幅，这里仅选择性地介绍其初、中级功法中的部分功法。

在新气功疗法中，中丹田特指气海穴，位于肚脐之下。

一、初级功法

新气功疗法的初级功法包括中度风呼吸法自然行功，强度风呼吸法特快功，中度风呼吸法中快功，弱度风呼吸法稍快功，升降开合松静功，定步风呼吸，慢步行功，中度风呼吸法一、二、三步点功，松揉小棍功，头部按摩功，涌泉按摩功等。

操练郭林新气功初级功法，要牢记"圆、软、远"三字诀；并应遵循循序渐进、逐步提高的原则。首先掌握式子导引，自然呼吸，不加意念，做到式子准确、动作协调、放松自然。第二步增加调息的内容，"风呼吸"是较难掌握的呼吸方法，一定要在老师的指导下进行。呼吸的位置、轻重、节奏、速度，呼吸与式子的配合都要熟练掌握。第三步要在意念导引上下功夫，真正做到以一念代万念，排除杂念。并要做到不追、不抓、不盯，以防出偏。

郭林新气功初级功法防癌抗癌、治疗慢性疑难病为主的功法较多，限于篇幅，这里仅介绍较有特点的自然行功，升降开合松静功，一、二、三步点行功。

（一）中度风呼吸法自然行功

中度风呼吸法自然行功，是用中度风呼吸法，松静自然行走的功法，是郭林新气功中的基础功法。动作舒缓，易于练功者放松入静。自然行功一般作为每天操练的第一个功法。

中度风呼吸自然行功可以调动内气，疏通经络，调和气血，改善循环，调整人体的阴阳平衡，提高人体免疫力，能够防癌抗癌，预防感冒，治疗低热，消除炎症。自然行功是初级功法中所有行功的基础，是癌症患者和慢性疑难病患者都应练的主功。

预备功

预备功由松静站立、三个气呼吸、三个开合组成。

1. 松静站立

（1）调身：两脚平行，与肩同宽；双膝微屈；松腰松胯；自然收腹；含胸拔背；沉肩坠肘；虚腋松腕；舌舐上腭；微闭双目；百会朝天（图 11-1、图 11-2）。松静站立约 1 分钟。

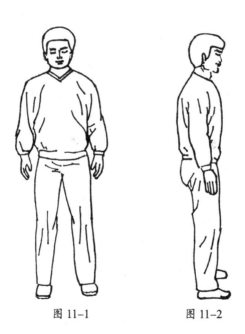

图 11-1   图 11-2

（2）调息：自然呼吸。

（3）调心：悟外导引（即练功时意守身体以外的部位），默念 60 个数。头脑清空，排除杂念，心安神静，心平气和。

（4）操作提示

练功方向选择：①肝、胆、眼疾患者，属木，面向东方。②心、小肠、舌、脑、心脑血管系统疾病患者，属火，面向南方。③脾、口腔疾病和肉瘤患者，属土，面向西南方；胃、食管疾病患者，属土，面向东北。④肺、大肠、鼻、皮肤病患者，属金，面向西方。⑤肾、膀胱、骨、耳、乳腺、胰腺、泌尿系统、生殖系统、妇科系统、淋巴系统、内分泌系统疾病患者，属水，面向北方。⑥患病部位尚未确定的患者，暂时面向北方，待确定后再进行调整。

松静站立要领：圆、软、远。圆：即身体各部分自然弯曲；软：即身体柔而不僵；远：两眼平视远方，轻轻闭合以悟外导引。松静站立时要做到心安神静，心平气和，导体令柔，引气令和。

2. 中丹田三个气呼吸

（1）调身：在松静站立的基础上，根据病灶的不同部位，双手放置不同位置：①慢性病患者和凡病灶在上焦的癌症患者，如肺部、乳腺、头颈部肿瘤患者，放于气海穴（图11-3）；②凡病灶在中下焦的癌症患者，中指、拇指相接，外劳宫（手背）放在肾俞穴（图11-4）；③肾癌及病灶在后腰部的癌症患者，手指向后，中指与拇指相接，外劳宫（手背）放在腰两侧带脉上（图11-5）；④病灶在带脉的癌症患者，双手所放位置同松静站立（图11-1）。

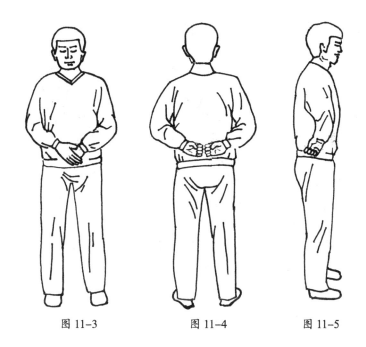

图 11-3   图 11-4   图 11-5

（2）调息：气呼吸，鼻吸、口呼、平（自然呼吸）。做中丹田气呼吸三次。鼻吸时，舌尖轻舐上腭；口呼时，微张口，舌尖自然放下；平（自然呼吸）时，舌尖轻舐上腭。

（3）调心：头脑清空，排除杂念，心安神静，心平气和。

（4）操作提示：气呼吸时，要求做深呼吸，吸而不满，呼而不尽，深细匀长；先呼后吸为补法，先吸后呼为泻法。

3. 中丹田三开合

（1）调身：①双手慢慢放在与气海穴水平处，距离身体10～20厘米，双手中指似接非接（图11-6）；②双手沿水平方向，开至比肩略宽（图11-7）；③松腕转为掌心相对，慢慢合至中丹田（图 11-8）。重复三次。

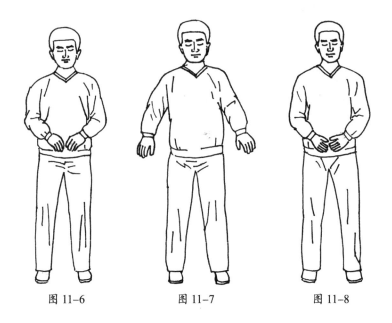

图 11-6   图 11-7   图 11-8

（2）调息：自然呼吸。待功力深厚后，可配合开时呼，合时吸。

（3）调心：悟外导引。头脑清空，排除杂念，心安神静，心平气和。

（4）操作提示：开合功法的不同手势具有不同的效果：①开时手心向下，合时手心相对，为泻法。②开合都是手心向下，指尖向前，泻的力量更强（体质太弱者不可用）。高指标病人开合指尖均向下，合时手心相对。③生化指标高的患者，开时指尖向下，合时手心相对，指尖向下。低指标病人开时手心向上，指尖向前；合时手心相对，指尖向前。④生化指标低的患者，开时手心向上、指尖向前，合时手心相对、指尖向前；生化指标过低时，开合可以同时采用手心向上、指尖向前的做法。正常指标的慢性病患手心向外，指尖向前开；合时手心相对，指尖向前合。⑤慢性病患者指标正常时，开时手心向外，指尖向前；合时手心相对，指尖向前。

行功

【操作方法】(以先出左脚为例)

1. 点脚起步： 松左脚，重心移向右脚，左大脚趾趾腹点在右脚脚心旁 10 厘米处。此时，右手放在中丹田前 10 厘米左右。左手放在环跳穴外侧 20 厘米左右（图 11-9）。

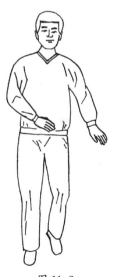

图 11-9

2. 正功

（1）左脚向前迈一小步，脚尖自然翘起，脚跟轻着地，随之脚掌自然放平，重心前移，双手不动（图 11-10）；在此过程中，鼻子配合吸气两次，即"吸吸"。

（2）右脚向前迈一小步，脚尖自然翘起，脚跟轻着地，随之脚掌自然放平，重心前移，左手摆到中丹田前 10 厘米左右，右手摆到右胯旁 20 厘米左右（环跳穴）。鼻子配合呼气一次，即"呼"（图 11-11）。

（3）左脚向前迈一小步，脚尖自然翘起，脚跟轻着地，随之脚掌自然放平，重心前移，右手摆到中丹田前，左手摆到左胯旁。鼻子配合吸气两次，即吸吸（图 11-12）。

（4）右脚向前迈一小步，脚尖翘起，脚跟着地，随之脚掌放平，重心前移，左手摆到中丹田前，右手摆到右胯旁（环跳穴）。同时，向右自然转头约 45°～ 60°（腰可随之转动，但不强调转腰度数），鼻子配合呼气一次，即呼（图 11-13）。

如此每行走 4 步做一个自然转头转腰动作，即"吸吸呼、吸吸转，吸吸呼、吸吸转……"反复配合前进。

行走 20 分钟，停住脚步，成松静站立姿势，做一个三开合。

换脚。点右脚起步，先迈右脚，重复前面的功法，"吸吸呼、吸吸转，吸吸呼、吸吸转……"继续操练 20 分钟。

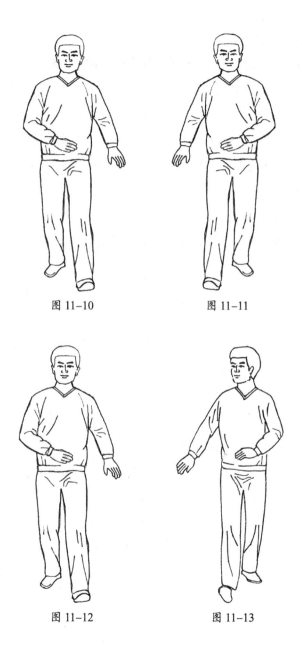

图 11-10　　　　　　　　图 11-11

图 11-12　　　　　　　　图 11-13

【操作提示】

要练好自然行功的式子，导引的关键是"松静自然"，即在练功时，身体要保持松静站立时的基本姿势，重点在松腰。行走时步子不要大，一般为平常走路的一半左右；两脚之间要有一定的距离，足踏两线，不走猫步；保持两膝微弯，松腰松胯。行走起来，整个身体自然而放松。

1. 出脚顺序：操练郭林新气功的行功时，都要根据病灶的不同位置决定出脚顺序。①肝、胆、眼患者不论男女先出右脚；②心脏、小肠、脑部患者不论男女先出左脚；③病灶在其他部位的患者可按男左、女右出脚；④癌症患者若在治疗过程中心脏受损，亦可采取不论男女先出左脚的做法。

2. 调身

（1）基本要领：①高翘脚尖、脚跟着地、不走"八"字，足踏两线、不走猫步；②两膝微弯、松腰松胯；③导引还丹——双手在丹田、环跳间摆动；④自然转头——约45°～60°，腰应随之转动，但不强调转腰度数；⑤动静相兼——动中有静，静中寓动，行走中，要使大脑静下来，手摆到中丹田时，也要有一刹那的静；⑥阴阳调整——上为阳、下为阴，外为阳、内为阴，双手有上有下，有内有外，丹田环跳，阴阳互换，阴阳互抱，阴阳调整；⑦摇动夹脊——腰要松，上身要动，要感觉到脊柱两侧的肌肉（膀胱经所在位置）有所动作，但动作要自然，不要晃动太大；⑧利用惯性——重心稍稍前倾，轻松愉快地行走，以最小的付出，取得最大的收获。

（2）辨证施功

①行走速度：癌症患者快一些，慢性病患者慢一些。

②手的位置：病灶在中、下焦的癌症患者，手的摆动位置要离病灶远一点（约为 15 ～ 20 厘米）。

③摆手补泻：分泻法、补法、调整法、升法、降法 5 种。

a. 手心向下摆动（图 11-14）为泻法，摆幅越大泻得越猛，癌症患者原则上用泻法。

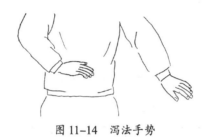

图 11-14　泻法手势

b. 手心对丹田摆动（图 11-15）为补法，慢性病患者或健康人、亚健康人用补法。

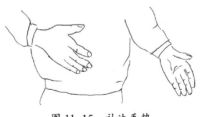

图 11-15　补法手势

c. 摆出去的手心向下，摆回来手心对丹田（图 11-16）为调整法，可用于慢性病患者或健康人、亚健康人，亦可用于身体虚弱的癌症患者。但当癌症患者身体较强壮时，仍要用泻法。

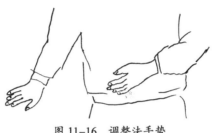

图 11-16　调整法手势

d. 手心向上摆动（图 11-17）为升法，用于生化指标低于正常指标的患者。癌症患者放化疗期间，血象指标较低时，可采用升法手势练功；待指标正常后，要恢复用泻法。

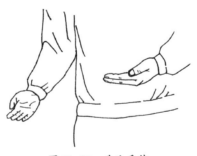

图 11-17　升法手势

e. 指尖向下摆动（图 11-18）为降法，用于生化指标高于正常指标的患者。

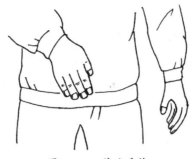

图 11-18　降法手势

3. 调息：自然行功的呼吸导引采用中度风呼吸法，风呼吸法的要点可概括为"鼻吸鼻呼，出入有声；根吸根呼，两吸一呼"。即：①鼻吸鼻呼，指呼和吸都要由鼻子完成，其间要双唇微闭、舌舔上腭；②出入有声，指呼吸时气息量要大于平常的呼吸量，但声音要轻，以自己微微听见气息声为准；③根吸根呼，指呼吸时的位置要用鼻子根部，鼻翼不能随呼吸扇动，否则会阻碍吸氧量；④两吸一呼。吸吸、呼，吸吸为一拍，呼为一拍，吸吸与呼的时间等长。这是郭林新气功初级功法的重要调息方法。要掌握呼吸的方法、位置、节奏以及与手脚的配合。高血压、心脏病患者练自然行功一般不用风呼吸法，用自然呼吸法；待这些疾病的病情稳定后再轻轻行风呼吸。

4. 调心

（1）心安神静：郭林新气功是一种动静相兼，动中有静，静中寓动的功法，主要在动中求静。例如松静站立时，外形上是静的，但体内气血的运行是加强的；走起行功来形态是动的，但内在要求心安神静。

（2）悟外导引：就是练功时，不意守丹田，也不意守身体上的某一个窍位，更不能意守病灶，而是意守身体以外的事物。实际操作时常采取几种方法帮助入静。第一，数息法。练功有了杂念，数自己的呼吸，帮助安静。从1数到60，然后再从头数起。第二，数步法。练功时数自己的步子，从1数到60，回头从1再数起。第三，默念口诀法。练功时随着自己的呼吸，默念"吸吸呼，吸吸呼"。以上一种或几种入静方法交替使用，慢慢使练功者入静。

（3）辨证施功：主要体现在操练者的视线上。①正常指标者二目平视。②高指标患者视线要低一些，低于膻中穴，指标越高视线应越低。③低指标患者视线要高一些，高于印堂穴。

【注意事项】

（1）动作要松静自然，脚跟着地要轻。

（2）在练功过程中，产生大量口水时，可停下来，松静站立，将口水分三小口慢慢咽下，并用意念将口水送到中丹田；做三个开合后，再继续行进。动作熟练了，可边走边咽。

（3）练功时间：一般练40分钟左右，两脚各20分钟。体力较差的，也可少走一些时间，要循序渐进，逐步增多，慢慢达到要求时间。

收功

【操作方法】

收功的练法是按照预备功要求的站立方位松静站立片刻

后，把预备功三个动作的顺序倒过来做。①中丹田三开合，动作要领同预备功；②中丹田三个气呼吸，动作要领同预备功；③松静站立；④慢慢睁开眼睛，慢慢放下舌头，身体恢复自然状态，结束练功。

【操作提示】

在收功操作③的过程中，要增加咽津三口的动作，即将口水分三小口慢慢咽下，并将口水用意念通过喉咙关、胃脘关，一直送到中丹田，这叫玉液还丹。而玉液还丹的过程，也正是用意念把练功中调动起来的内气收归中丹田的过程。因此，即使没有口水，也要做好咽津三口的动作，以利元气归肾。癌症患者，不要意守中丹田，只需在咽津三口的过程中想一想中丹田即可。咽完口水，松静站立二三分钟。练完功要休息一下，以利气化。要求各功目间休息15～20分钟。休息时站、坐、散步均可。休息的前5分钟内不要说话，以养气为主。

（二）升降开合松静功

升降开合松静功是以意念导引为主的功法，是在松静状态下，通过升、降、开、合四个形体动作，外导内行，调动人体内气上、下、内、外的循环交流；培补内气，调整人体三焦的阴阳平衡。它既是一个独立的功法，也可作为其他功目预备功的一部分。

【操作方法】（以出左脚为例）

1. 预备功：同自然行功。预备功做完以后，眼睛不要睁开，接下式。

2. 起式：松左脚，重心移向右脚，左脚提起，左脚大脚趾趾腹点在右脚脚心旁 10 厘米处；右手放在中丹田前 10 厘米左右。左手放在环跳穴外侧 20 厘米左右。

左脚向左前方迈出小半步，脚跟先着地，脚掌放平，重心前移，后脚跟提起，向右转身调整后脚，使两脚成斜"丁"字步，然后身体转回正面，重心回到两脚中间，双手放在两胯旁（图 11–19）。

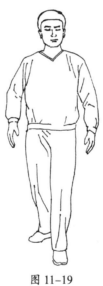

图 11–19

3. 正功

（1）双手合于中丹田：双手从两胯旁慢慢向中丹田合拢，中指相接，虎口向上，手心对身体，距离身体 10 ～ 20 厘米升降时都保持这个距离（图 11–20）。

（2）升往前：双手从中丹田沿任脉慢慢上升，重心慢慢往前，右脚跟慢慢提起。

（3）膻中变掌：双手升到膻中穴变成指尖向上，手心对身体，继续上升（图11-21）。

（4）印堂合掌：双手升至印堂穴，指尖与印堂平齐，合好空心掌（图11-22）。

（5）上丹田开：重心慢慢往后移至后脚，前脚跟慢慢提起，前脚脚尖点地，双手手心斜向外开至略宽于肩（图11-23、图11-24）。

（6）上丹田合：手心相对，重心慢慢往前，前脚掌慢慢放平，后脚跟提起，双手合于印堂穴前约10～20厘米处，成空心掌（图11-25、图11-26）。

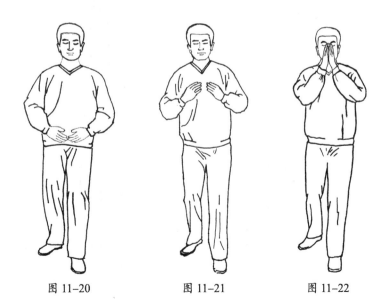

图 11-20   图 11-21   图 11-22

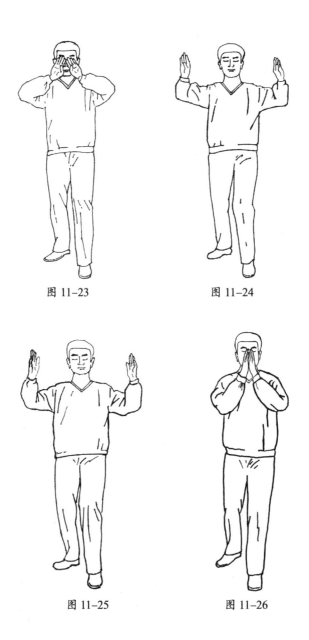

图 11-23　　　　　　　　　　图 11-24

图 11-25　　　　　　　　　　图 11-26

（7）降往后：双手相合，沿任脉慢慢下降，重心慢慢后移（图11-27）。

（8）膻中变掌：双手降至膻中穴变为中指相接，虎口向上，手心对身体（图11-28）；继续降至中丹田前，降的过程中前脚跟慢慢提起（图11-29）。

（9）中丹田开：重心移至后脚，前脚尖点地；手心向下，指尖向前（图11-30），在中丹田水平线上开，两手开至略宽于肩（图11-31）。

（10）中丹田合：转动手腕，两手手心相对，指尖向前，虎口向上（图11-32）；慢慢合至中丹田前，中指相接；重心慢慢向前，后脚跟提起（图11-33）。

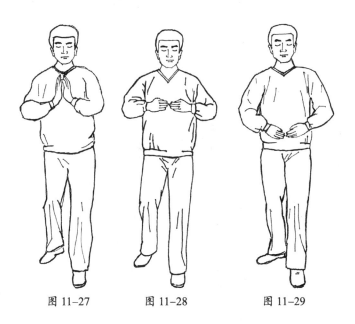

图11-27　　　　图11-28　　　　图11-29

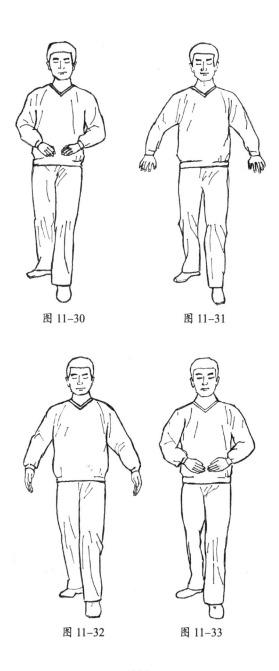

图 11-30   图 11-31

图 11-32   图 11-33

（11）膻中变位：重心在前不动，虎口向上，手心对身体，沿任脉升至膻中穴（图11-34）。

（12）下蹲：松腰松胯，身体慢慢下蹲，注意要保持百会穴朝天，蹲至大腿与地面平，双手随身体慢慢降至下丹田前，重心从前脚移至两脚中间（图11-35）。

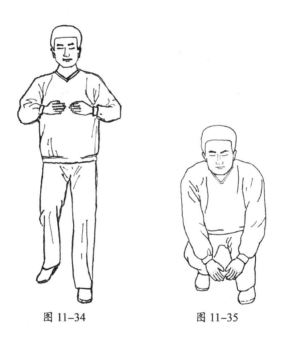

图11-34 　　　　　　　 图11-35

（13）下丹田开：转动手腕，手心向下，下丹田水平线上开，开至略宽于肩（图11-36）。

下丹田合：手心相对，下丹田水平线上合，合至两手中指相接（图11-37）。

（14）升至膻中：用腰的力量带动身体慢慢站立起来（图

11-38），重心往前，双手虎口向上，手随着身体升至膻中穴（图 11-39）。

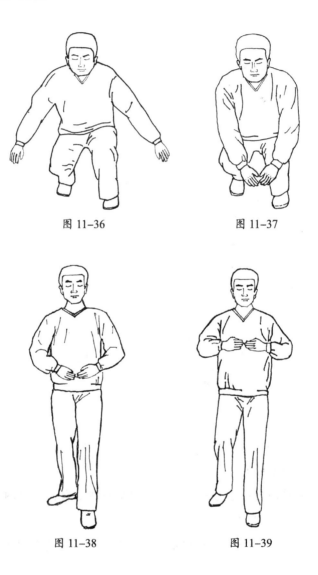

图 11-36　　　　　　　　　图 11-37

图 11-38　　　　　　　　　图 11-39

（15）降至中丹田：重心慢慢往后，双手手心对身体，沿任脉慢慢下降至中丹田（图11–40）。

（16）还原：然后两手慢慢分开，回到胯旁，重心回到中间（图11–41）。

左脚在前的第一个方向的升降开合完成。

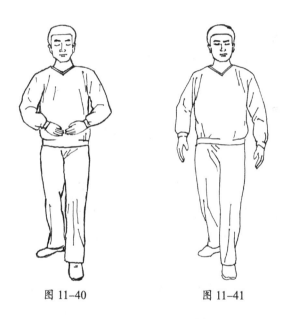

图 11–40   图 11–41

4.转换方向：升降开合松静功要做四个方向，八个升降开合。

以左脚跟为轴，身体向左转90°；右脚跟成斜丁字步，继续依上法做第二个、第三个、第四个方向的升降开合。

左脚在前的四个方向的升降开合全部完成后，上后脚成松静站立状，做一个中丹田开合，然后再出右脚，按照左脚在前的方法做右脚在前的第四、第三、第二、第一个方向的升降开合。做法与左脚在前相同，只是转的方向相反，是以右脚跟为轴，向右转身90°，直到转至第一个方向（预备功所对的方向）。

5. 收功：八个升降开合都完成后，上后脚，收功。

【操作提示】

1. 调息：习练升降开合功时闭目，自然呼吸。有了一定基础后，升降开合可以配合呼吸：开时呼，合时吸；升降时自然呼吸。

2. 调心

（1）悟外导引。心安神静，心平气和，导体令柔，引气令和。

（2）有了一定基础后，可以默念升降开合导引词：升上天空，手推乌云，采日月之精华以补神；神回大地，手推朽木，采大地之华以补气；气沉海底，手推暗礁，采大海之灵以补精。

（3）慢性病患者有了一定基础后，可意守丹田。

（4）正常指标人群习练该升降开合功时，虽然闭目，但视线要平视。

【注意事项】

1. 升降开合功属于松静功，做时务求全身放松，头脑入静。做得慢一点，每一个方向用一分半到两分钟完成为宜。

2. 肝、胆、眼病的患者，不分男女，一律先出右脚，而且在出右脚时要大脚趾趾腹先着地，以调整肝经，然后再放平脚掌。

3.妇女经期和子宫下垂者，胃下垂和下腹部有病灶的患者，下丹田开合时要蹲得浅一些；严重者不下蹲，松腰即可。

4.鼻咽癌、脑瘤患者，不论高指标、低指标、正常指标，双手沿任脉上升，手指尖一般升至鼻尖上面一点为止，不要到印堂穴之上。

【辨证施功】

1.升降开合功的种类：习练升降开合功，应根据操练者生化指标，例如白细胞、红细胞、血小板指标及血压、血糖、血脂、肝功能、肾功能等指标的高低，而采取不同的操练方法。

（1）指标正常者练法：适合生化指标正常的人，按照上文所说操作要领练习。

（2）指标偏高者练法：适合高血压、高血脂、高血糖、肝功能等生化指标高于正常值者，与正常指标的升降开合做法有5点不同：①升时指尖向下，虎口相对，降时手心向下；②升的速度要稍快一些，降的速度要慢一些，指标越高，降的速度越慢；③开时指尖向下，合时手心相对指尖向前，生化指标特别高的可指尖向下；④在上丹田合虚掌时，双手指尖要低于印堂穴；⑤虽闭目，但视线要低于膻中。

（3）指标偏低者练法：适合血压、血糖、血小板、白细胞低于正常指标者，与正常指标的升降开合做法有7点不同：①升、降都手心向上，②升要慢，指标越低越慢，降要稍快一点；③在上丹田合虚掌时，双手指尖要高于印堂穴；④做中丹田和下丹田的开合时，开时手心向上，合时手心相对，指尖向前，指标特别低的，手心向上；⑤第一次降双手，沿身体两侧，第二次降双手，沿任脉下降，第三次降双手，沿身体两侧；⑥略蹲或松腰即可，不要蹲下去，手降至下丹田；⑦虽是闭目，但视线要稍高于印堂，但仍要保持百会朝天。

2. 癌症患者升降开合的操练原则

第一，远离病灶。癌症患者双手要距离身体远一些。如果是手术后不久或没有进行手术，双手升降时，距离身体20厘米以上。

第二，根据癌症部位而调整。胸腹部有较大病灶且身体素质又较好的癌症患者，可以采取双手手心向下升降的方法进行。但由于此种式子，为大泻的方法，应随时根据身体情况进行调整，避免出现腰膝酸软，两腿无力等情况的发生。

第三，抓主要矛盾。生化指标严重异常时，采取升降指标的不同操练方法。

3. 慢性病患者升降开合的操练方法

第一，双手距离身体可以近一些。

第二，在做中丹田开合与下丹田开合时，开时手心向外，指尖向前；合时手心相对，指尖向前。

4. 升降开合的速度

第一，心脏病患者操练的速度要慢，要慢而不僵。心脏病较严重者，在操练下丹田开合时不要下蹲或蹲得尽量浅一点，开合也要小一点。

第二，高血压、糖尿病、肝病患者操练的速度要慢；低血压、低血糖、神经官能症患者操练的速度要快一些。

第三，腹泻患者，向下导引至肠胃部时，要快一点，不要太慢，越严重越要快；便秘患者，向下导引时，要慢一点。

第四，血沉快的患者升降的速度要快一些，要快上快下。

【主要作用】

升降开合功能够调整人体气机，增强免疫功能；濡养精气神，培补人体正气。

（1）调整人体气机，增强抗病功能：人体之气有升、降、出、入四种基本形式，中医学称之为气机。人体正常的气机活动，既体现在气及由气推动的血、津液的运行不息，也体现在脏腑、经络等组织器官的功能活动中。升降出入促进了机体的新陈代谢，维持了正常的生命活动。

升降开合功通过三升三降的锻炼，平衡阴阳，疏通任督，调理三焦，使人体之气升降有序、出入有常。习练升降开合功时要求操练者在松静状态下，通过意念导引、呼吸导引以及升、降、开、合四个动作的式子导引，调整气机运行，增强脏腑功能，使升降出入保持或复于常态，阴阳保持或归于平衡，由此达到养生保健、防病除疾的最终目的。

（2）呵护人身三宝，促进人体健康：精、气、神是人体生命活动的根本，被称为"三宝"。保养精、气、神是强身健体、延缓衰老的主要原则。

精是构成人体、维持人体生命活动的物质基础；气是生命活动的原动力；神是精神、意志、知觉、运动等一切生命活动的最高统帅。精、气、神三者之间是相互滋生、相互助长的。中医学认为，人的生命起源是"精"，维持生命的动力是"气"，而生命的体现就是"神"的活动。故精充气足，气足神旺；精亏气虚，气虚神乏。反之亦然。

升降开合功通过练功者在上丹田、中丹田、下丹田三个部位的开合导引，增强三个丹田"储藏"精、气、神的功能，使操练者精充、气足、神旺。

（三）点步行功

点步行功是通达五脏的疗法，脚跟先着地可以调动肾经，通达肾脏，强肾固本；特殊的呼吸方式——吸吸呼，通达肺经，强肺；点大脚趾刺激隐白穴，激发脾经，调和脾胃功能；点大趾同时刺激大敦穴，激发肝经，防治肝、胆、眼的疾病，对预防肝癌的复发、转移非常重要。双手中指、无名指点按内劳宫穴，还可激发心包经，强健心脏。

点步行功由一、二、三步点功组成。它们可以单独成为三个功法，也可以连起来共同组成一个功法。

【一步点行功】

［一步一点行功］

一步点行功，是每走一步配合一个吸吸呼，脚趾趾腹点地一次的功法，包括预备功、行功和收功三部分。

预备功操作同自然行功，包括松静站立、中丹田三个气呼吸和中丹田三开合，详细操作参考前文。

行功操作要领如下。

1. 调身（以先出左脚为例）

（1）点脚起步：松左脚，重心移向右脚，左大脚趾趾腹点在右脚脚心旁10厘米处。此时，右手放在中丹田前10厘米左右。左手放在环跳穴外侧20厘米左右。

（2）正功

①迈左脚，脚掌翘起，向左前方迈一小步，脚跟落地，鼻子吸气两次（吸吸），重心前移，脚掌逐渐放平，手不动（图 11-42）；腰向右转 45°左右、头转 60°左右，双手随着腰的转动而摆动，左手摆到中丹田前，右手摆到右胯旁；重心完全移到左脚后，右脚提起，脚趾趾腹轻轻点在左脚脚心旁10 厘米处，同时鼻子呼气一次（呼），同时双手中指、无名指点内劳宫一次（图 11-43）。

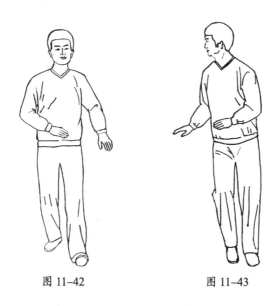

图 11-42   图 11-43

②迈右脚，脚掌翘起，向右前方迈一小步，脚跟落地，鼻子吸气两次（吸吸），重心前移，脚掌逐渐放平，手不动（图 11-44）；腰向左转 45°左右，头转 60°左右，双手随着腰

的转动而摆动，右手摆到中丹田前，左手摆到左胯旁；重心完全移到右脚后，左脚提起，脚趾趾腹轻轻点在右脚脚心旁10厘米处，同时鼻子呼气一次（呼），双手中指、无名指点内劳宫一次（图11-45）。

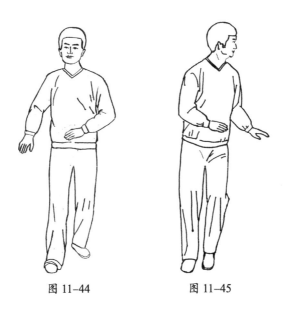

图 11-44   图 11-45

如此一步一点地前行，吸吸呼，吸吸点；行走20分钟左右。

2. 调息：一步点行功采用中度风呼吸法，鼻吸鼻呼、两吸一呼。一脚落地时吸吸，另一只脚点地时呼。吸吸与呼各为一拍。

3. 调心：悟外导引，排除杂念。要做到心安神静、心平气和。

一步点行功操练行进示意图如图 11-46 所示。

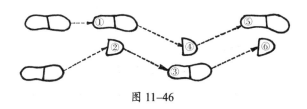

图 11-46

收功方法同自然行功。也可以停住脚步，成松静站立姿势，做中丹田三开合，接做二步点行功。

[一步三点行功]

一步三点行功也属于一步点行功，迈步、点步方法与一步一点相同，只是迈一步脚趾趾腹点地三次，包括预备功、行功和收功三部分。习练者可自行选择一步一点或一步三点。

预备功操作同自然行功，包括松静站立、中丹田三个气呼吸和中丹田三开合，详细操作参考前文。

行功操作要领如下：

1. 调身（以出左脚为例）：迈步、点步方法与一步一点相同。迈步、转腰转头、点步、二点、三点。做第二、三点时，配合的呼吸是自然呼吸。而双手只在第一次点步时配合点内劳宫穴一次；二点、三点时，把双手松开。

2. 调息：一步三点行功采用中度风呼吸法，鼻吸鼻呼、两吸一呼。一脚落地时吸吸，另一只脚点地时呼，二点、三点时自然呼吸。即"吸吸、呼、平、平"。

3. 调心：悟外导引，排除杂念。要做到心安神静、心平气和。

收功方法同自然行功。也可以停住脚步，成松静站立姿势，做中丹田三开合，接做二步点行功。

【二步点行功】

二步点行功，是走二步脚趾趾腹点一下地，配合一个吸，吸，呼；其余均同一步点。包括预备功、行功和收功三部分。

预备功操作同自然行功，包括松静站立、中丹田三个气呼吸和中丹田三开合，详细操作参考前文。亦可与一步点行功连续操练，中间只做三开合即可。

行功操作要领如下。

1. 调身（以先出左脚为例）

（1）点脚起步：向右移重心，右手放在中丹田，左手放在左胯旁；松左脚，大脚趾趾腹点在右脚脚心旁10厘米处。

（2）正功

①左脚向前迈出一步，脚掌翘起，脚跟落地，手不动，鼻子吸气一次，长度约为1拍（图11-47）。左脚掌放平，重心移至左脚，迈右脚，脚跟落地，脚掌翘起，左手摆到中丹田前，右手摆到右胯边，同时鼻子吸气一次，长度约为1拍（图11-48）。

②右脚掌放平，重心移至右脚，站稳，头左转60°，腰左转45°，右手随着腰的转动，摆到中丹田前，左手摆到左胯边，提起左脚，脚趾趾腹在右脚脚心旁10厘米处，轻轻点地一次，同时鼻子呼气一次，长度约为2拍，双手中指、无名指点内劳宫一次（图11-49），完成一个二步一点功。

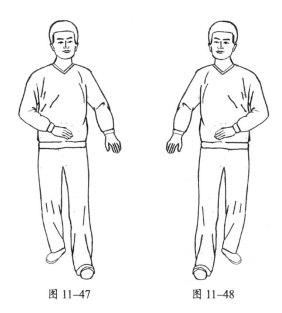

图 11–47　　　　　　　图 11–48

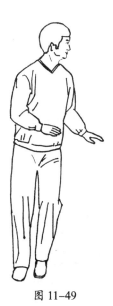

图 11–49

③重心不动，轻提点地的左脚，向前翘脚迈一小步，重复前面的动作，"吸、吸、呼，吸、吸、点"，反复前行，行走10分钟左右。

④两脚平站，松静站立式，做中丹田三开合，换另一只脚再操练10分钟。

⑤右脚二步点行功，需点右脚起步；具体操练方法与左脚二步点行功相同，但头与腰均向右转，左手摆到中丹田前，右手摆到右胯边，右脚提起，脚趾趾腹在左脚脚心旁10厘米左右处，轻轻点地一次。

如此迈二步一点地前行，"吸、吸、呼，吸、吸、点"。两脚共行走20分钟左右，收功。收功方法同自然行功法。也可以停住脚步，成松静站立姿势，做中丹田三开合，接做三步点行功。

2. 调息：二步点行功采用中度风呼吸法，鼻吸鼻呼、两吸一呼。第一步左脚落地时吸（一拍），第二步右脚落地时再次吸（一拍），提脚点地时呼（两拍）。

3. 调心：悟外导引，排除杂念。要做到心安神静、心平气和。

二步点行功操练行进示意图如图11-50所示。

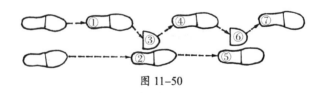

图11-50

【三步点行功】

三步点行功，是走三步，脚趾趾腹在原地点地一次，配合一个风呼吸，一个自然呼吸，也就是"平"的操练功法。包括预备功、行功和收功三部分。

预备功操作同自然行功，包括松静站立、中丹田三个气呼吸和中丹田三开合，详细操作参考前文。亦可与一步点行功连续操练，中间只做三开合即可。

行功操作要领如下。

1. 调身（以先出左脚为例）

（1）点脚起步：向右移重心，右手放在中丹田，左手放在左胯旁；松左脚，左大脚趾趾腹点在右脚脚心旁10厘米处。

（2）正功

①迈左脚，脚掌翘起，脚跟落地，手不动，鼻子吸气一次（一拍），左脚掌放平，重心前移（图11-51）；迈右脚，脚掌翘起，脚跟落地，左手摆到中丹田，右手摆至右胯旁，同时鼻子吸气一次（一拍），右脚掌放平，重心前移（图11-52）；迈左脚，脚掌翘起，脚跟落地，左脚掌放平，重心前移，头、腰向右后方向转动，注意转腰不转胯，幅度以自己眼睛的余光能略看到右肩为准，此时重心完全落在左脚上，右脚虚点，双手随腰的转动，左手摆到中丹田，右手摆到右胯旁；同时鼻子呼气一次，长度约为两次吸气之和（两拍）（图11-53）。提右脚（高度约为10厘米左右），右脚脚趾趾腹在原地轻轻点地一次，双手中指、无名指点内劳宫一次，鼻子配合一个自然呼吸（两拍）（图11-54）。身体逐渐转回到正面。

以上就完成了一个先迈左脚的三步点行功。

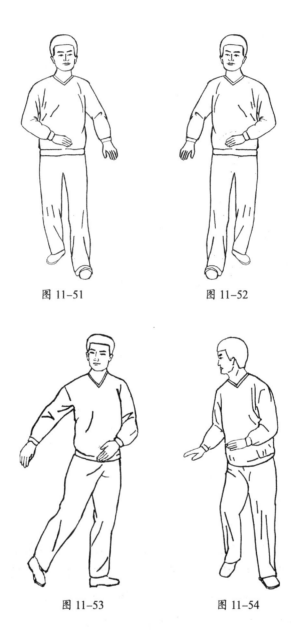

图 11-51

图 11-52

图 11-53

图 11-54

②手不动，迈右脚，脚掌翘起，脚跟落地，同时鼻子吸气一次（一拍），右脚掌放平，重心前移；迈左脚，脚掌翘起，脚跟落地，同时鼻子吸气一次（一拍），右手摆到中丹田，左手摆至左胯旁，左脚掌放平，重心前移；迈右脚，脚掌翘起，脚跟落地，右脚脚掌放平，重心前移，同时头、腰向左后方转动，注意转腰不转胯，幅度以自己眼睛的余光能略看到左肩为准，此时重心完全落在右脚上，双手随腰的转动，右手摆到中丹田前，左手摆到左胯旁；同时鼻子呼气一次，长度约为两次吸气之和（两拍）。提左脚（高度约为10厘米），左脚脚趾趾腹在原地轻轻点地一次，双手中指、无名指点内劳宫一次，鼻子配合一个自然呼吸（两拍）；身体逐渐转回到正面。

这样又完成了一个先迈右脚的三步点行功（图11-55）。

如此"吸、吸、呼，平；吸、吸、呼，平"，反复进行，操练20分钟左右，上后脚，成松静站立式。

2. 调息：三步点行功采用中度风呼吸法，鼻吸鼻呼、两吸一呼一平。第一步左脚落地时吸（一拍），第二步右脚落地时再一次吸（一拍），第三步转腰转头时呼（两拍），抬脚点地时自然呼吸（两拍）。

3. 调心：悟外导引，排除杂念。要做到心安神静、心平气和。

4. 操作区别：三步点行功与一、二步点行功的区别是：一、二步点行功，是在行走一步或二步后，用一只脚在另一只脚的脚心内侧 10 厘米处轻轻点一下地，导引的是阴经。而三步点行功是在行走三步后，先将重心移至前脚，上身略向前倾（保持百会穴朝天），松透后脚，在原位轻轻点一下地，导引的是阳经。操练时，要求比一、二步点行功转腰转头幅度大一些，眼睛余光看到肩部，但转腰不转胯。

收功方法同自然行功。收功后休息 15 ～ 20 分钟左右。

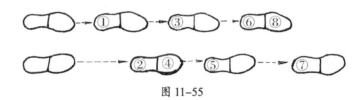

图 11-55

【操作提示】

1. 操练点步行功要"松透，点住，百会朝天"。动作要领是：走小步，慢提脚，轻点步，要点住，转腰加转头，超过 90°。

2. 操练点步行功，脚跟着地要轻，重心移动要稳；腿要松透，脚要点住；"吸"在正面，"呼"在侧面；向点脚一侧转头，转腰，不转胯。

3. 脚趾点地时，用脚趾趾腹。心脏病患者操练点步行功时，可以在点步的同时，双手用中指、无名指轻轻点一下劳宫穴。

4. 一、二、三步点行功，每个功都是独立的功法，可以单独操练，也可以连起来做。如体力不支，也可分开做其中一个或两个。单独操练也要做预备功，收功。每种功法达不到 20 分钟练习时间时，也可以循序渐进，慢慢增加。

5. 轻微心脏病患者可以练这个功，用自然呼吸或轻轻的风呼吸，并在"呼"时双手中指、无名指点按内劳宫穴，动作也要慢一些。严重的心脏病患者练此功，用自然呼吸。

6. 癌症患者腰或以下部位有骨转移的，转腰幅度一定要小，要柔和；不要勉强去做。

新气功疗法认为，点步行功可以防癌抗癌，是癌症患者操练的重要功法，此外，可消炎止痛，对各种慢性炎症有较好的疗效；防感冒治疗低热和妇科疾病等。点步行功能够增加肠蠕动，促进人的消化功能，提高食欲，因此，也是消化系统疾病患者选用的重要功法，对慢性病患者和健康人也是重要的功目之一。

一步点和二步点以调整阴经为主，如果患者有阴虚的现象，可以多安排一、二步点；三步点功以调阳为主，如果是阳虚的患者，可以多安排三步点。

一步点"攻"强于"守"，适合体质较强的患者，除了对气管炎、肺气肿、感冒等病有显著疗效外，还是防治癌症和癌细胞转移、扩散的重要功法；二步点为"攻守平衡"，适合体质较弱的患者；三步点"守"强于"攻"，它除了有防癌治癌作用外，对低血压、贫血、白细胞低、慢性肝炎、糖尿病、心律不齐等心脏疾患，都有很好的治疗作用。

二、中级功法

中级功法包括新气功八段锦、三环功、中级调整阴阳慢步行功、松腰功（三松功、四松功、癌症松腰功）、吐音功、脚棍功、复式头部穴位按摩功、复式松揉小棍功等。这里择要介绍其中的新气功八段锦、吐音功、脚棍功。

（一）新气功八段锦

【操作要领】

新气功八段锦包括预备功和正功。预备功的操作详见本章初级功法之中度风呼吸法自然行功。八节正功具体操作如下。

1.膻中升降理三焦：包括膻中点穴一蹲三呼吸、正面不下蹲的升降开合和左右转身不下蹲的升降开合。

（1）膻中点穴一蹲三呼吸

①膻中点穴三按三呼吸：接预备功的三开合"合式"，两手在中丹田前，中指指尖轻轻相接（图11-56），沿胸腹正中线缓缓上升（手势根据指标高低，详见前文）至膻中，中指与膻中平（图11-57、图11-58），中指肚点按膻中穴，拇指放于气户穴，做三按三呼吸（点穴松腰，配合口呼鼻吸的气呼吸，以下简称膻中三呼吸）。

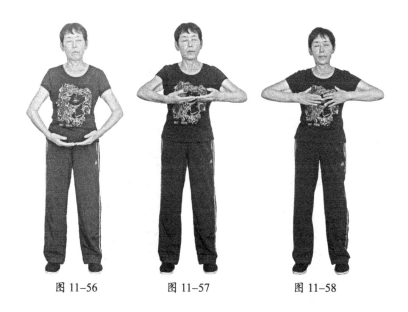

图 11-56 图 11-57 图 11-58

②一蹲三呼吸：稍停片刻，两腿下蹲，同时松腰、松胯，上身保持松静直立姿势，不可前倾；同时两手随之下降（手势依指标），至与大腿面平，两手亦已降至中丹田（图 11-59），两膝勿过脚尖，年老体弱者，根据个人情况选择下蹲深度。稍蹲片刻，双腿缓缓站起，两手亦升至膻中（手势依指标），平缓后做膻中三呼吸（图 11-60）。然后双手下降（手势依指标）到中丹田，做中丹田三开合。

中丹田三呼吸及一蹲三呼吸均配合腹式呼吸。如出现不适，则暂勿配腹式呼吸。两手不论上升或下降，均中指指尖相接，手平，腕松（高血压患者除外）。

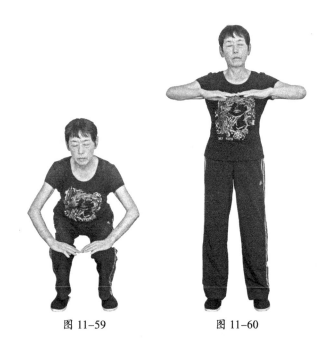

图 11-59　　　　　　　　　　图 11-60

（2）正面不下蹲的升降开合：接上式。有病根据病情，无病依据男左女右，决定出脚顺序，以先出左脚为例。重心移至右脚，松左脚，以左脚尖在右脚内侧中间旁开10厘米外轻轻点地，然后向左前方迈出一步，脚跟先着地，脚尖翘起。左脚放平稳后，做一个不下蹲的升降开合（图11-61至图11-66）。收后脚，做一个中丹田开合。接着换出右脚，同法做一个不下蹲的升降开合后，收后脚，做中丹田三开合。

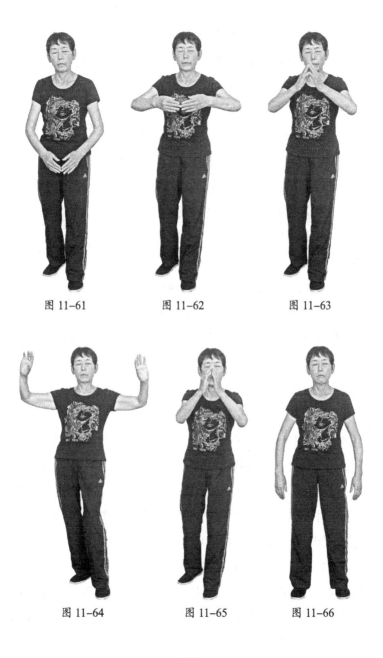

图 11-61　　　　　图 11-62　　　　　图 11-63

图 11-64　　　　　图 11-65　　　　　图 11-66

（3）左右转身不下蹲的升降开合：接上式。按男先左后右、女先右后左的顺序转身。以先向左转为例：身体重心移至右脚，松左脚，以左脚跟为轴，左脚尖向左转90°，身体也随之左转。重心移至左脚，松提右脚，亦向左转，右脚落在左脚后相距一脚处，此时身体正面已转了90°（此为左转身，后文凡左转身、右转身均仿此）（图11-67）。接着做一个不下蹲的升降开合。随后右脚跟提起，右脚转回向前，然后重心移至右脚，调整左脚，转回向前，使两脚保持平立姿势（此为转回向前，后文均仿此）。

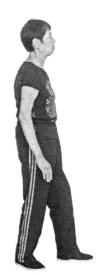

图 11-67

然后右转身，做一个不下蹲的升降开合。再转回向前，做中丹田三开合。

2. 疏通任脉膻中调：包括膻中一蹲三呼吸、上前一步膻中三呼吸和左右转身膻中三呼吸。

（1）膻中一蹲三呼吸：双手从中丹田沿任脉升到膻中稍停片刻，两腿下蹲，同时松腰、松胯，上身保持松静直立姿势，不可前倾；同时两手随之下降（手势依指标），蹲至大腿面平，两手亦已降至中丹田。稍蹲片刻，双腿缓缓站起，两手亦升至膻中（手势依指标），平缓后做膻中三呼吸。

（2）上前一步膻中三呼吸：接上式。按男先左后右、女先右后左的顺序出脚。以先出右脚为例：重心移向左脚，右脚迈出，脚跟着地放平，身体后仰，右脚跟提起，原中指相接的双手（手势按指标）由膻中下降到中丹田（图11-68），稍停。然后，身体直立，前脚放平，双手中指相接升回膻中（图11-69）。收后脚，双脚平站，做膻中三呼吸。

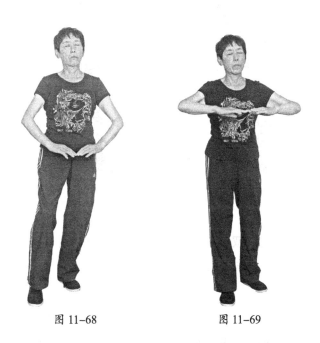

图11-68　　　　　　　　　图11-69

（3）左右转身膻中三呼吸：接上式。按男先左后右、女先右后左的顺序转身。转身后参照上节，双手先由膻中下降再回升（图11-70、图11-71），并作膻中三呼吸。然后转回向前，双脚平站，接着向另一侧转身，双手先降后升，做膻中三呼吸。再转回向前，双脚平站，双手下降到中丹田做中丹田三开合。

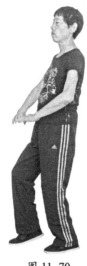

图 11-70 　　　　　　　　　 图 11-71

3. 导引阴阳双垂手：包括膻中一蹲三呼吸、左右侧下蹲起立、左右转身下蹲起立。

（1）膻中一蹲三呼吸：同第二节动作。

（2）左右侧下蹲起立：接上式。两脚平立，两手在中丹田前变换手势改为两手外劳宫相对，指尖向下，由中丹田升至膻中后再移至身体一侧（按男先左后右、女先右后左，有特殊病情的依病情）。以移至右侧为例（图 11-72），两腿下蹲（操作要领同膻中一蹲三呼吸），双手随之下降至右侧（图 11-73），再绕过右膝达双膝之间（图 11-74），然后随着身体起立而上升至膻中，恢复中指相接（图 11-75），稍停。

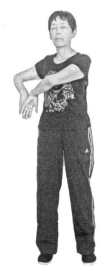
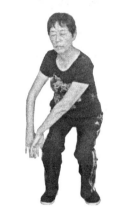

图 11-72　　　　　　　　图 11-73

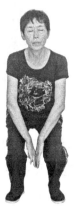
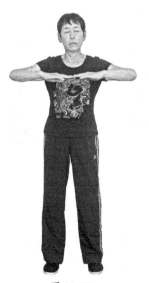

图 11-74　　　　　　　　图 11-75

参照上式，再将双手置身体左侧，做下蹲、移中、起立并上升等动作。最后做膻中三呼吸。

（3）左右转身下蹲起立：接上式。按男先左后右、女先右后左的顺序转身。以右转身为例，右转身后，右脚在前，左脚在后，双手在膻中变换手势，由两中指相接，变为双手外劳宫相对，指尖向下（图11-76），由膻中移至右侧（图11-77），随体下降至右膝旁（注意上体正直，图11-78）。

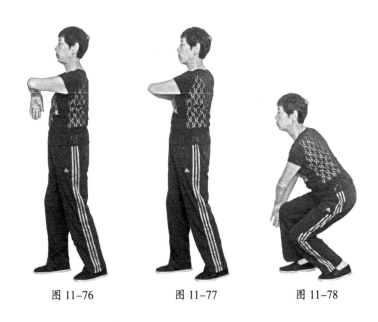

图11-76   图11-77   图11-78

再移至两膝间，随起立升回膻中；做膻中三呼吸。再转回向前，再向左转身，如法做左侧下蹲起立及膻中三呼吸。最后转回向前，双手由膻中下降（手势按指标）到中丹田，做中丹田三开合。

4.接通任督过三关:包括膻中一蹲三呼吸、点印堂后膻中三呼吸、双手升百会至哑门。

（1）膻中一蹲三呼吸:同第二节动作。

（2）点印堂后膻中三呼吸:接上式。两脚平立,双手循胸腹正中线的任脉缓缓上升（手势按指标）,到鼻尖处时改为剑指（双手食指、中指伸直相接;其余手指收拢,大拇指压在无名指上面）。以两手中指轻点印堂穴（图11-79）。此时注意松腰、松膝,默念数字从1至3或6或9,然后松开手指,恢复两中指相接式,双手下降（手势按指标）至膻中做膻中三呼吸。

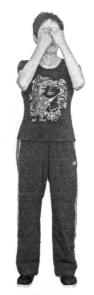

图 11-79

（3）双手升百会至哑门:接上式。按男先左后右、女先右后左的顺序出脚。以先出左脚为例,伸出左脚,脚跟先着地,再踏实站稳后,双手上升至百会穴。升至百会穴处两手中指相接,不要与百会穴贴紧,掌心向下或向上依指标而定（图11-80、图11-81）,顺势双手变为手心向里,再降到哑门穴（后发际正中,向上半寸）,此时前脚虚（脚跟提起）,后脚实（图11-82、图11-83）,稍停。

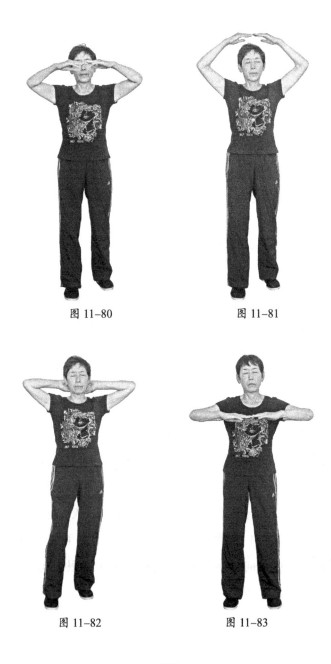

图 11-80

图 11-81

图 11-82

图 11-83

双手由哑门上行返回百会，然后双手顺势下降经印堂至膻中。此时重心移至前脚，收后脚，两脚平立。再换出另一脚，如上法。回复至两脚平立。

最后做膻中三呼吸，随后双手下降到中丹田，做中丹田三开合。

5. 点按印堂双提腿：包括膻中一蹲三呼吸、阴阳手拇指点印堂、左右转身阴阳手拇指点印堂。

（1）膻中一蹲三呼吸：同第二节动作。

（2）阴阳手拇指点印堂：接上式。双手中指相接，缓缓上升（手势按指标）至印堂。依男左女右或按病情选择左右手。以女子先用右拇指点印堂为例，双手升至膻中时，以两手中指为轴，转动成为左手心斜向上，右手心斜向下（图11-84），右大拇指指端轻点印堂。然后重心移至右脚，松腰，提左脚，左脚尖点在左脚中间内侧约2～3寸处，再将左脚提起，脚尖向下，大腿面平，与小腿成90°角（图11-85），稍停。

左脚落地，两脚平立；同时双手由一手拇指点印堂改为掌心方向一致（手势按指标），但中指仍相接，下降到膻中，稍停。再接着上升做另一手拇指点印堂及提腿站立，做法同上，但左右相反。最后做膻中三呼吸。

（3）左右转身阴阳手拇指点印堂：接上式。按男先左后右、女先右后左的顺序转身。以先向右转身为例，身体向右转身后按阴阳手势以右手拇指点印堂穴，提左腿，复原后再转回向前，再向另一侧转身，如法按阴阳手势，做左手拇指点印堂穴，提右腿（图11-86、图11-87）。复原。

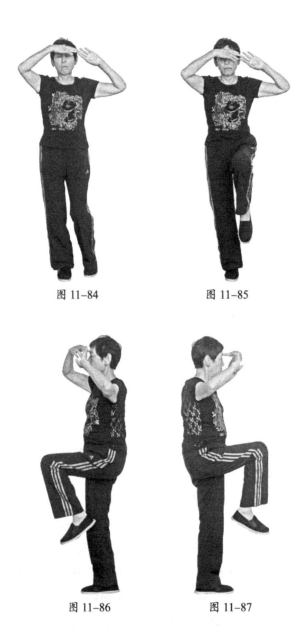

图 11-84　　　　　　　　图 11-85

图 11-86　　　　　　　　图 11-87

最后转回向前，做膻中三呼吸，再将双手下降到中丹田，做中丹田三开合。

6. 带脉点穴阴阳手：包括膻中一蹲三呼吸、双手下垂、左右转身带脉前阴阳手。

（1）膻中一蹲三呼吸：同第二节动作。

（2）双手下垂：接上式。双手外劳宫相对，指尖向下（图11-88）。双腿缓缓下蹲，保持上身松静正直，松腰、松胯、松膝，下蹲，两手随之下降至两膝间，手心与膝平（图11-89）。稍停后缓缓站起，双手也随之升回膻中，改为两中指相接，并下降到中丹田做三呼吸（保持中指相接）。然后双手再上升至膻中。

（3）左右转身带脉前阴阳手：接上式。按男先左后右、女先右后左的顺序转身。以右转身为例：在未转身前，双手先由膻中下降到中丹田，边降边改为阴阳手（两中指相接，左掌心向上，右掌心向下）；然后双手提升至右侧带脉的前方，右手拇指点在带脉穴处（图11-90）。上体向右转，右脚不动，左脚跟稍提起，稍停。再转回向前，双手中指相接，从中丹田沿胸腹正中线上升至膻中。接着双手边下降边改为阴阳手，停于左侧带脉前，左手拇指点在左侧带脉穴处，然后上体向左转，稍停后转回向前，中指相接升至膻中做三呼吸。最后双手降至中丹田，做中丹田三开合。

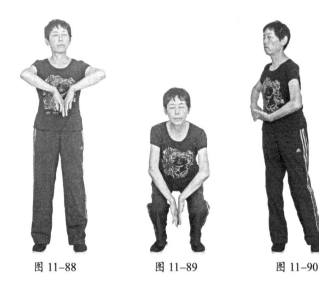

图 11-88   图 11-89   图 11-90

7. 前后左右转腰俞：包括膻中一蹲三呼吸、前后倾、左右侧弯。

（1）膻中一蹲三呼吸：同第二节动作。

（2）前后倾：接上式。两手转成手背相对，沿带脉向两侧分开，外劳宫分放在两侧带脉穴（图 11-91），按男左女右或病情出脚。以先出右脚为例，重心移至左脚，右脚向前迈半步，再将重心平分前后脚。然后上身缓缓后仰，重心移于后脚，前脚虚，稍提脚跟，足尖点地（图 11-92），稍停，恢复为重心平分

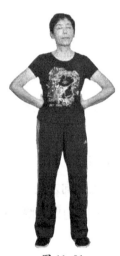

图 11-91

前后脚。然后上体前倾，重心移至前脚，屈前腿膝，虚后脚，稍提脚跟（图11-93），稍停。上身复原，收后脚，两脚平立。再出另一只脚做前后倾动作，方法相同，左右相反。最后两手外劳宫贴于两侧带脉并做三呼吸。

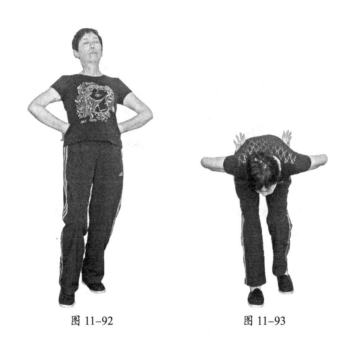

图 11-92　　　　　　　　　图 11-93

（3）左右侧弯：接上式。按男先左后右、女先右后左的顺序。以先右侧弯为例，双手由带脉移至中丹田做三开合后，两手中指相接升至膻中。重心移至右脚，虚左脚，提起脚跟，同时上身往右侧弯腰，左腿左胯放松（图11-94），稍停后复原。然后依法做左侧弯（图11-95）。最后做膻中三呼吸，双手下降到中丹田，做中丹田三开合。

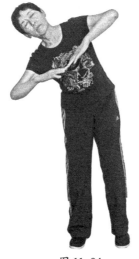
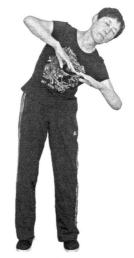

图 11-94　　　　　　　　图 11-95

8. 导引带脉通任督：包括膻中一蹲三呼吸、导引任督二脉、摇摆天柱。

（1）膻中一蹲三呼吸：同第二节动作。

（2）导引任督二脉：接上式。双手（手势按指标）由中丹田升至百会穴（图 11-96），继续缓缓向下达于哑门（图 11-97），此时保持中指相接（掌心相背仍按指标）稍停。双手分别沿颈侧顺势下降，下降时手心向上，五指斜向里，顺阳经，下降至两胯旁后（图 11-98、图 11-99），向中丹田前收拢。再分开，经带脉到背后，双手内劳宫重叠（男子左手在下、女子右手在下）于命门穴（图 11-100、图 11-101、图 11-102），稍停。双手手指尖向下，双手沿背后正中线督脉划至尾骨端长强穴（图 11-103），稍停。

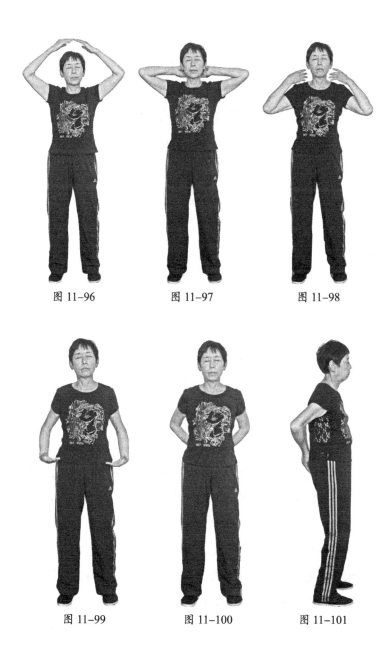

图 11-96　　　　　图 11-97　　　　　图 11-98

图 11-99　　　　　图 11-100　　　　　图 11-101

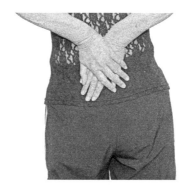

图 11-102

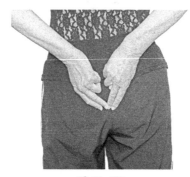

图 11-103

用中指点按长强穴，做三按三呼吸，按时呼，抬起时吸。双手再从长强，依次经过命门、带脉，返回中丹田，做中丹田三开合。

（3）摇摆天柱：接上式。双手中指相接升至膻中（手势按指标），稍停。按病情或按男先左后右、女先右后左的顺序出脚。以出右脚为例，出脚后先将重心平分前后脚，上身松静正直，稍停。头缓缓向左转内视，视线与肩平（图 11-104），稍停。头复原，收后脚，改为上左脚，头向右转（图11-105）。最后上后脚，双脚平立，做膻中三呼吸。

收功：双手下降至中丹田，做中丹田三开合。待意念回到中丹田，做三个气呼吸。双手放到两胯侧，松静站立片刻，舌尖放下，慢慢睁开眼睛，恢复常态。

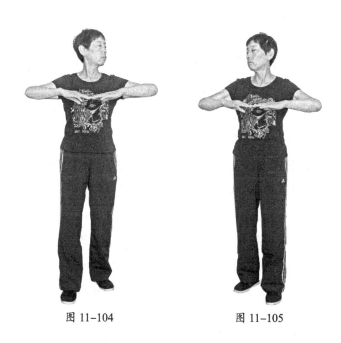

图 11-104   图 11-105

【注意事项】

1. 乳腺部有疾病者不做膻中点穴三按三呼吸，可双手改点中脘和下脘。做一蹲三呼吸时，双手要远离膻中穴。

2. 意守丹田，仍要遵循意念活动十二字诀（一聚一散，似守非守，若有若无）及三不原则（不盯、不抓、不追），意念若盯丹田，就会产生胸闷、憋气等不适。

3. 心要静。

4. 高血压患者和初学者，意念从膻中聚到丹田比从百会和喉头进去的路线近，比较容易些，但不要从丹田外面进去。

【主要作用】

新气功八段锦是中级功的主功。在呼吸导引为主的基础上，增加了意念导引、意守中丹田双重导引，由此获得增强锤炼内气的作用。它借用传统八段锦的名称及其特点，并融入内丹术、阴阳和经络学说，以七字句的形式叙述每一节的动作要领和功能，通过与意念、呼吸相配合的全身动作，达到强身健体、防病除疾的作用。大致可以归纳为以下三个方面。

1. 调三焦，重上焦：这里所说的三焦，系指人体上、中、下三大部位。新编八段锦在意念和呼吸的配合下，通过全身性的导引，使人体各个部位都得到一定的调理，故适应证较广、作用较全面。但这种作用明显侧重于上焦，气机的有序升降、经脉的畅通无阻，有利于上焦心肺功能的增强，而心肺功能的正常，可促进气血运行。因此，凡心肺功能和气血运行异常的患者，均可习练。

2. 通经络，重奇经：经络是运行气血、联系脏腑和体表及全身各部的通道，是人体功能的调控系统。新编八段锦十分重视经络的作用，它通过各种导引，调整全身经络的功能状态，以保持或者促进其功能。本功法尤为重视奇经八脉中任、督、带三脉的作用，通过调带脉而调整十二正经中的气血，调整任督，以通三关（玉枕、夹脊、尾闾）。有内丹术的影子。

3. 和阴阳，平气机：阴阳平衡是人体健康的基本保证，所谓"阴平阳秘，精神乃治"。本功法对阴阳的调整，是通过一系列导引动作来实现的，如上下肢的提与垂、躯体的蹲与立、穴位的点与按、脊柱的转与回等，再加上与之配合的呼吸方法，以调谐人体阴阳，特别是气机升降的平衡。

（二）吐音功

新气功疗法中的吐音功是郭林老师基于古代五脏音而创编。练功者在气功态下发声，称之为吐音。其可能机制是特定声波引动机体内部的同步谐振，而达到调整阴阳、增强脏腑功能等的作用。其中吐"哈"音主要用于治疗癌症。

吐音必须严格区分为两部分：一部分是抗癌功法，如"哈"音及其变音；另一部分是五脏音，用于治疗慢性疾病，养生、保健。

【操作要领】

吐音功包括声音导引、意念导引、呼吸导引和式子导引。

1. 声音导引：吐音功的基本音分为"哈"音、五脏音和特殊音三类。

（1）"哈"音：哈音对人体各组织器官有泻、补和调整的治疗作用，分高、中、低三音。"哈"音高，强、连、放，泻的力量较强，"哈"音低，弱、断、吸，泻的力量较弱。其核心机制是祛邪以扶正，主要用于治疗癌症和炎症等实证。哈音分为高哈音、中哈音和低哈音三个类别（表11-1）。

表 11-1 "哈"字吐音表

	高哈音	中哈音	低哈音
音调	哈（hā）	哈（há）	哈（hǎ）
发音方法	从发音到结束始终都要保持 hā		哈的低音到末尾时带有 ǎ 的声音

一般治疗癌症，初练时先吐单音"哈"，以高音为主，待病情稳定或病灶基本消失后，进行调整。多数是高低或高中低音组成一个吐音配方。例如，肺癌（或大肠癌、鼻咽癌）依 9 数，重症患者至少吐 9 个（或 9 的倍数）高音"哈"后，做三个中丹田开合、三个气呼吸、收功。

哈音的吐音法很复杂而重要，千万要认真，一点不能大意。要根据不同的病情、病种、体质、指标和病灶的部位等，选择不同的高、低、长、短、补、泻的吐音法来辨证论治。具体分为五类：①瘤体比较大或癌症晚期，或刚做完手术后担心癌细胞扩散转移，或手术后很长时间病情不稳定，或复发转移等，本着急则治标的原则，吐高音"哈"，不向下滑；体质较好，可增加吐音次数。中焦和下焦病患者，如子宫、结肠和腿部有癌肿等要高一些，上焦病患者如肺癌、鼻咽癌患者相较略低。②肿瘤已经消失，病情较稳定，为预防癌复发，吐高滑音，即在高音基础上，稍微带上滑音，哈音的尾音有"阿"的音。③病灶（包括多种癌症）缩小，病情相对稳定，或无病灶，吐高哈音。如果感到泻得比较厉害，可改吐两高一低，或三高一低，或两高一中一低的四联音。④术后一年或两年，病情进一步稳定，病灶消失，但体质较虚弱、指标偏低。为防止转移扩散，吐一高一低，或两高两低。⑤癌症晚期患者，体质特别虚弱、指标低，暂不吐"哈"音，可吐"沙"音，或吐"豁"音（多用在下焦体质虚弱者），待指标正常，再吐"哈"音。

（2）五脏音：《灵枢·经别》有"内有五脏，以应五音"的说法。郭林老师在古吐音法基础上创新，补充了音量和操作强度的相关内容，不仅治疗脏腑经络疾病，还能配合哈音治疗对应的癌症。五脏音一般以高低音结合，组成一个吐音配方，吐五音的组数，也应辨证论治。慢性病患者，可按表11-2进行吐音。

表 11-2　五脏音

脏腑	高音	低音	本音	方向	吐音数字
心音（小肠）	征（zhēng）	整（zhěng）	徵	南方	7 或 7 的倍数
肺音（大肠、鼻、咽）	商（shāng）	晌（shǎng）	商	西方	9 或 9 的倍数
肝音（胆、眼）	桌（zhuō）郭（guō）	桌（上声 zhuǒ）果（guǒ）	角	东方	8 或 8 的倍数
脾音	宫（gōng）	巩（gǒng）	宫	中	5 或 5 的倍数
肾音（膀胱）	淤（yū）	雨（yǔ）	羽	北方	6 或 6 的倍数
胃音	东（dōng）	懂（dǒng）		中	5 或 5 的倍数

（3）特殊音：特殊音只有长短而无高低，是对前两类音的补充，当某些病不适用于上两类吐音时，便可用特殊音代

之，以获得上两类音不能发挥的特殊作用。①西（xī），补音，若要补而不能用羽音时可用之。②豁（huō），多用于下焦病。③哦（wō），治脑瘤，不能吐得太高。④沙（shā），"哈"的变音，适宜体质特别虚弱，暂不适于吐"哈"音，或白细胞低者。

以上三类吐音，除有声音高低区分外，还有强与弱、连与断、收与放的区分变化。具体要由老师来指导练功实践。吐音功较为复杂、疗效较高，故较为重要。患者一定要认真地学，刻苦地练，吐音要准确，吐音要适宜（自己的病情、体质）、音的节奏清晰、流畅、柔和，这样就能加强疗效。

2. 意念导引： 内气是吐音的基础。只有练好气功，进入气功状态，才能产生疗效。在吐音当中，意念导引很重要。如何做好吐音功的意念导引呢？

（1）树立吐音功能治病的信念。树立吐音能治好自己病的信念，更容易保持松静自然的状态，认真地练好功、吐好音。吐的"音"不仅来源于嗓子，更重要的是源于内气，来自丹田。

（2）心安神静，心平气和。心主神、神生气，心不安不平，则神乱气不和，这样发出的音是不理想的，因为存在七情干扰，反映了内心不稳定的状态，不但影响生理变化，而且影响五脏六腑功能。

排除杂念法：松静站立、三个气呼吸、默念 30、60 或 90个数字（1 个数约 1 秒钟）。

（3）意守脏腑：哪个脏腑有病灶或感觉不舒服，或为增强其功能，吐音时就意守这个脏腑。"内有脏腑，以应五音"，这样疗效显著。这只能用于慢性病患者，初学此功的癌症患者不能用，等有功底后可用之。

（4）收视返听：吐音时，不守外音而守该音要调治的脏腑，就能感受到该音引起相应脏腑的谐振，气感实而舒畅。慢性病患者用此法疗效是很高的。癌症患者不用此法。

3. 呼吸导引：吐音与呼吸是有密切关系的。吐音时，呼吸得好，疗效就高，疗程就缩短，甚至得到更好的疗效。而气息是吐音的动力，使吐出的音有力量、有伸缩性、温和、多变化和有气感，导气令和。为此，在发音时颈部的肌肉、下颚、舌根等都要放松。

吐音功的呼吸调整如下。

（1）吐音时调整好呼吸。初学吐音时，先吸一口气，吐完第一个音后，接着要吸一口气，然后再吐第二个音……如此继续。吐音时气息保持平稳，有一定节律，出音要稳、柔和，以气带声，不要猛喊；行腔要稳，连绵不断；收音要稳、柔和，慢慢结束，不要突然停音。初学者吐音感到憋气时，做一个气呼吸（即一吸、一呼、一平）。还要掌握"吸而不满，吐而不尽"的吐音原则。

（2）根据发音的高低、强弱和病症，调整呼吸。

①癌症病人经过化疗、放疗或手术后，身体很虚弱、出大汗、气短、指标降低。根据临床经验，可暂时不吐"哈"，改用"沙"音控制。在做预备功和收功时用先呼后吸的"补"法来调整。

②如果下部长瘤，特别是下肢部骨癌，疗效较差，吐音用高音，连音，气息力量强、大、猛，数字多的泻法时，预备功和收功用先呼后吸的"补"法来调整。

③一般癌症（实证、淋巴、肉瘤等）患者，预备功和收功时用先吸后呼的"泻"法，一般慢性病患者（肾癌），预备功和收功时用先呼后吸的"补"法。

4.式子导引：预备功及双手放的位置同自然行功。

吐音要遵守"三不"原则（不盯、不追、不抓）。音也不要吐得太长、太高，要量力而行，否则身体和病灶都承受不了。

吐音的式子一定要正确、平稳。全身放松，特别是舌根、下颚、颈部肌肉、腰胯、膝部要放松；气息平和，声波、音频平衡不乱；心安神静，排除一切杂念，吐音发自丹田。

收功时，气归丹田，玉液还丹，做三个中丹田开合、三个气呼吸，松静站立一会儿，自然活动。

【注意事项】

1.习练吐音功，首先要练好行功、升降开合和松揉小棍功，做到松静自然；其次还须与新气功疗法中其他功法配合。松是吐音功的基础，身体要放松，五脏也要放松，吐音才能产生疗效。故而初学者须由有经验的辅导员指导，不宜自行习练。

2.下列几种情况暂不练习吐音功。胃穿孔者，咳血、吐血、出血、便血者，溃疡者，有伤口者，女子月经期和妊娠期，贫血者以及血中白细胞计数过低者。

3.不要吃刺激性过强的东西，如酒、烟、辣椒等。

4.吐音应在空气新鲜、环境安静的地方，不要迎风，避免受惊和受凉，大雾和雷电天气暂停吐音。

5.吐音不适感的调整：练习时，如有紧张感，或者气息不平稳，或感觉上冲，应调整双脚的位置。一般疾病出左脚（肝、胆、眼病出右脚），保持一只脚是实脚，另一只脚是虚脚，使气机下沉。

6.癌症兼高血压者的吐音练习：因癌症患者须吐高音"哈"，高血压患者则不宜吐单音、高音，故用三阶段吐音法。第一个阶段先吐低音，中丹田三呼吸用先吸后呼的泻法调整，休息15分钟；第二个阶段练中度风呼吸法行功或其他功，休息15分钟；第三阶段吐高音"哈"，中丹田三呼吸改用先呼后吸的补法。通过高低音的配合，呼吸导引的调整，既治癌又降压。

【主要作用】

吐音源于传统气功中的吐纳派功法，呼气时的吐音锻炼，与行功中强调吸气的"吸、吸、呼"相得益彰，拓宽了新气功疗法的作用范围，可以概括为三个方面。

1.祛除病邪：呼气具有泻实、祛邪的作用，吐音呼气也不例外，这在吐"哈"音时尤为明显，故吐"哈"音主要用于癌症或炎症性疾病且中医辨证属于实证者。

2.调理五脏：发声吐音，尤其是五行学说指导下的吐音操作，除了祛邪外，还能调整相应脏腑、经络的功能，如当肝经有病时，可以吐肝音调整。本功法对疑难症（例如红斑狼疮和心脏病等）和其他慢性病的疗效或与此相关。

3. 以泻为补：祛邪，即为扶助正气。临床上许多疑难杂症多虚实夹杂，如各种癌症（例如肝癌、肺癌、肠癌和肾癌等）、疑难症（如红斑狼疮），一般主张吐"哈"音，而且往往也会收效，就其机理，就是所谓的"以泻为补"。

（三）脚棍功

脚棍功是郭林先生家传功法，能够强肾健体。

【操作要领】

行脚棍功之前，首先要做预备式调整；意念导引是脚棍功疗效的重要保障；脚棍功在不同阶段应当采用不一样的操作方式。

1. 预备功：脚棍功操作时一般采取平坐位，预备功包括松静平坐、中丹田三个气呼吸和中丹田三开合三个环节。

（1）松静平坐：准备一棍圆木棍（长约45厘米，直径约6～6.5厘米）和一个与自己小腿同高的小凳子。开始时平稳地坐在小凳上，脚底平放在木棍上（木棍可放在地板上，最好垫层布），两脚之间的距离大约10厘米；使脚的涌泉穴与棍接触。大腿放平，与小腿保持90°角，上身保持正直，含胸、拔背，沉肩、坠肘、虚腋，头如悬钟，注意松腰、松胯，两手平放在大腿根部，双手指尖略向里侧。坐好后，两眼先平视，然后轻轻闭上，舌舐上颚，全身放松，排除杂念。

（2）中丹田三个气呼吸：接上式，男子先将左手（女子为右手）的虎口放在肚脐处，使掌心内劳宫穴按在中丹田（即气海穴——肚脐向下、向里各一寸半处）；再将右手（女子为左手）掌心重叠在左手手背上，使右手的内劳宫穴对准左手的外劳宫穴。手放好后开始做呼吸的动作，先用口呼，口呼时不要把口张得太大，微露小缝即可，后用鼻吸。一呼一吸为一次，共做三次。先呼后吸为补，久病体虚的人多用。呼吸要轻、缓、长、深，切不可用力和勉强。癌症患者则是先吸后呼，其他要求皆同。

（3）中丹田三开合：接上式，最后一个气呼吸毕，恢复自然呼吸，中丹田前的双手向两侧慢慢地分开。开始两手手背相对，手指并拢，开的宽度以略宽于自己身体为度；开后翻手使手心相对，双手慢慢地向腹前中丹田处聚拢。聚到两手将接触而尚未接触时，再翻手使手背相对，做第二个开合。如此共做三次。

2. 意念导引：脚棍功以松静为基础。意念导引是脚棍功产生效果的重要保障。在滚动脚棍之前，先做意念导引。脚棍功法中的意念导引法如下。

（1）默念数字，入静咽津：做完预备功，双目轻闭，双脚的涌泉穴放在棍上，开始默念数字，从1数至60，以集中意念，如仍未入静，可以反复从1数至60，直至安静。待口中产生津液，分三小口咽下，咽时要体会津液从咽喉咽下，沿着喉管、上脘、中脘、下脘直至中丹田，此为咽津法（后面在做完肾俞按摩和收功时都有津液产生，都要按咽津法咽下），然后接做循经导气法。

（2）通晓经脉，气循经行：循经导气法，指在安静后，蹬棍前，根据个人疾病的脏腑归属，确定导引内气的经脉路线。所以，练习脚棍功必须熟悉经脉循行的路线，平时记熟，习练时意念导引才能循行所及。经脉循行的路线是严格的，只有事先熟悉经脉路线，习练脚棍功时，当棍子在涌泉穴或脚心处一滚，鼓动的经气才容易自然而然循经而行。这个道理，初练功者不可不明。

（3）点穴按摩，接通阴阳经脉：人身有十四条经脉，与足相连的有足三条阴经和足三条阳经。三条阴经与任脉相通，三条阳经与督脉相通，所以，任督二脉一接通，全身的阴阳经脉也就更容易接通。督脉起于后背正中，从会阴经尾闾，上达颠顶百会，下至于人中，与任脉相接。其中从百会到人中尤须借重于穴位按摩和意念导引，以通达任督二脉。

①点按印堂：男子用左手（女子则用右手）中指的中冲穴点在印堂穴上，右手（女子则为左手）劳宫穴放在中丹田处，使意念集中于印堂处。以助"气"沿督脉从颠顶下到人中，从而与任脉接通（此时舌尖仍应保持预备功中的要求轻舐上颚），继续沿任脉而下，直达气海。所产生的津液，按前法进行咽津。

②点按鼻上诸穴：除点按印堂穴之外，还可按照《灵枢·五色》所载点按相应部位，如"庭者，首面也；阙上者，咽喉也；阙中者，肺也；下极者，心也；直下者，肝也；肝左者，胆也；下者，脾也；方上者，胃也；中央者，大肠也；挟大肠者，肾也；当肾者，脐也；面王以上者，小肠也，面王以下者，膀胱子处也"。男子只用左手（女子用右手）中指中冲穴点按上述各部位，均可起到引督脉气下行与任脉相接的作用。可根据病情确定点按的部位，如心脏病患者可点两眼角之间鼻梁上，肾病患者则点鼻尖上一指处，余类推。待

点穴按摩做完，双手再放回到两大腿根处，与预备功的姿势同，然后开始滚动脚棍。

（4）点按章门，直通五脏：男子用左手（女子用右手）中指点章门穴，右手（女子用左手）内劳宫穴按在中丹田处。该方法可以导引内气通五脏。脚棍鼓动经气从脚循阴经上行，借助手指点按章门穴，助其通达内脏。

一般治中下焦的病多用此法，治上焦的病多用点按鼻部穴位法。

3. 脚棍功操作：不同阶段习练者，脚棍滚动部位有差别，要分阶段循序渐进。

（1）第一阶段：适用于初练者。先滚涌泉穴，根据病人的体质强弱及病情来确定滚动的次数。开始时一般先滚 120 次（一去一回为一次），适应后再增至 240 次；若适应，最高可以增至 600 次，若是滚动 600 次，中间要加做肾俞按摩。即滚动 300 次后，将放在大腿上的双手移至后背，双手的内劳宫穴分别放在两侧的肾俞穴位上，然后双手从上向下、再向外、向上转圈，做环形按摩。如果用双手内劳宫穴按摩感到不方便，也可以改用两手的食指与中指并拢所形成的剑指按摩肾俞穴位。

按摩时双手转动的方向一定要弄准，上述的方向应是顺着转的。取肾俞穴法，先以肚脐为准，背后正对肚脐处为命门，左、右肾俞穴各在命门两侧旁开一寸五分处。

待肾俞穴按摩完毕，再接着滚动脚棍，做第二个 300 次。这样，前后共做 600 次，然后收功。收功的方法与预备功的做法顺序相反，即先做三个中丹田开合，再做中丹田三个气呼吸（也是先呼后吸）。收功后，再静坐片刻，然后慢慢睁开眼睛，进行其他活动。

（2）第二阶段：第二阶段的动作与第一阶段基本相同，只是滚动的部位不同。第一阶段只在涌泉部位滚动，第二阶段则是从涌泉穴位滚到脚心，即滚到脚的中部。这种滚法与第一阶段的滚法相比，强度要大很多，因为该阶段可以同时鼓动三条阴经的经气，而第一个阶段只能鼓动肾经经气。

对滚动部位宜循序渐进，逐渐从单滚涌泉过渡到从涌泉滚至脚的中部，否则容易产生不适。

（3）第三阶段：与第一、二阶段基本相同，只是滚动的部位更大，从涌泉穴起经过脚心，一直滚到脚跟。但也不要滚到脚跟的尽头，因为脚跟最后靠内侧有一个失眠点，如滚到此处，容易造成失眠。

【注意事项】

1. 适应证和禁忌证：肺结核、肝炎、心脏病、肾炎、两脚浮肿、贫血等慢性病属虚的患者，可以练脚棍，以加强肾的功能，提高"新气功疗法"全套功法的疗效。癌症患者如发现有腿肿、脚肿的现象，也可以在操练治癌功法的基础上加练脚棍功，以提高疗效。一切实证病人，如高血压患者则不宜练脚棍功，当高血压完全好了以后，为了延年益寿，才可以操练脚棍功，但滚动的数字不能多，一般只能滚动120次，最多180次。即使所患为适应证，也必须是练初级功有一定基础，已能掌握松静自然的原则时，才可以练脚棍功。因为如不能做到全身松静，练脚棍功发挥不了作用。

2. 练功时间安排：练脚棍功的时间一般不要安排在早晨，

最好是安排在下午或晚上。

3. 调肾的意义：脚棍功以调整肾经为主。肾为人体的先天之本，久病及肾，所有慢性疾病，最后都会波及到肾，而肾有病也最终会影响到其他脏腑、经脉。所以，不仅肾病患者要注意调肾，其他脏腑病症患者，也要注意肾脏是否虚弱，相机而动调肾以治病。

4. 补泻及其调整：脚棍的滚动是一出（脚向前蹬）一进（脚向后退），而足三阴经从足至腹胸。当脚向前蹬时，棍在脚下向后滚动，与阴经的走向一致，是为顺，为补；脚向后退，脚下的棍向前滚动，与阴经的走向相反，是为逆，为泻。因此脚棍的滚动形成了平补平泻，重在调。

所以脚棍功法的补泻主要靠呼吸的配合与肾俞按摩来掌握。关于呼吸的补泻问题，呼吸中"先呼后吸"为补，"先吸后呼"为泻。在练脚棍功法中加练肾俞按摩是补法。譬如脚棍滚动的数字是 240 次，那就安排滚动 120 次时停下来，做一次肾俞按摩，做完肾俞按摩再接着滚动 120 次，然后收功。

由于脚棍功从根本上说，具有强肾的效果。所以，在操练脚棍功时，一般都要加练肾俞按摩；同时在做预备功和收功中的三个气呼吸时，都要用"先呼后吸"的方法进行。

【主要作用】

脚棍功法是一种动静结合、足部运动与穴位按摩结合的功法，其作用除了可以体现在足的局部以外，更多的是全身性的。具体地说，它的作用主要体现在以下三方面。

1. 补肾养生：足少阴肾经始于足部，位于脚底的涌泉是足肾经的"第一穴"，又是其"井穴"，故按摩足底、涌泉，常被认为是极为有效的养生手段。这些正是脚棍功法的主要理论依据之一，补肾强身也是该功法的主要作用，临床常用于中医辨证属于虚证的疾病，也可用于日常养生保健。

2. 调理全身：足部除了涌泉等肾经的穴位外，还有肝经、脾经等其他经络的穴位；脚棍功通过三条阴经影响全身其他经络，能调整全身经络，对多种脏腑疾病均有治疗作用，实践证明，脚棍功法对全身确有调理作用。

3. 补虚泻实：脚棍功法不是单纯的脚部运动，而是融合了意念导引、按摩导引和呼吸配合，还有经络的补泻，故对于虚实病证均可选用。此功对癌症康复也有作用，特别是对中下焦部位的癌症，作用更加明显。具体见上述"操作要领"。

初级功法部分：姜寅生　万柔柔　孙桂兰

中级功法部分：王　健　王玉梅

本章其他部分撰稿：钟　仁

新气功疗法（初级功）

功法演示

手机扫码观看

新气功疗法（中级功）

功法演示

手机扫码观看

探索篇

第十二章 关于判断气功治疗关键期的设想

　　练气功治疗各种疾病的过程是一个扶正祛邪的过程。在此过程中，有一个正邪交争，双方力量对比发生转折的决定性阶段，这个阶段即本文所谓气功治疗的关键期。

　　准确地判定关键期对气功治疗的成功与否有重要意义。如果能够把握住这个病情转化的焦点，便可以有的放矢地指导练功，取得事半功倍的疗效；而如果错过了这个关键期，则将贻误战机，延宕时日。判断气功治疗的关键期可从三方面入手，即分析气功治疗的主要效应部位、主要效应性质及主要效应方式。

一、主要效应部位

　　气功治疗过程中机体产生气功效应的部位并不一定等同于临床诊断疾病的部位。二者大体有等同、部分等同和不等同三种关系。较多见的情况是：气功治疗的效应部位大于并包括临床诊断疾病的病位。所谓主要效应部位，是指气功效应最强的部位，这个部位可以固定在一个点或一片区域上，但更为常见的是，它于治疗的过程中随病情的变化在整个气功效应的界面之内发生一定程度的游移。因此，气功治疗的主要效应部位往往也有别于疾病的病位。例如，临床诊断肝炎，疾病的病位在肝区，在练气功治疗的过程中，整个气功效应部位可能包括肝区、两胁、头目、外阴等肝经走行的区域，甚至还可能包括脾经、肾经走行的区域；而气功效应最强的部位初起可在肝区，随后转移至其他部位；或者开始练功治病时效应最强的部位并不在肝区，随后逐渐向肝区靠拢，也可能在治疗的某一阶段，主要效应部位一直在肝区和其他区域间游移，如在肝脾区之间。总之，主要效应部位的变化可以是多种多样的。

一般来说，主要效应部位的位置从固定转为游移，说明病灶开始松动，治疗已有了一定效果，正邪双方的力量对比已经有所变化，故可以考虑作为判断关键期的一项指标。

二、主要效应性质

这包括两个方面：一是类别，一是强度。

在气功治疗过程中，患者的气功效应体验可能各式各样。主要效应类别指其中最基本、最显著的体验，通常分为感觉体验和情绪体验。最常见的感觉体验大体可分为良性感觉和不良感觉两类，前者如温暖、凉爽、清润、滑痒等，后者如疼痛、重堕、酸楚、麻木等。最常见的情绪体验也是两类，即愉快的和不愉快的。前者如欣喜、舒畅、轻松，后者如厌恶、恐惧、担忧。故感觉与情绪都有正反两类，均可朝双向发展。

感觉与情绪关系密切，它们的变化也整合在一起，因而在分析它们的变化意义时，既要分别考察它们各自的变化，又须综合考察它们的相互联系。从分别考察角度看，无论是感觉变化还是情绪变化，均有 3 种可能，即在良者与良者之间、不良者与不良者之间以及良者与不良者之间转化，从综合考察角度看，感觉与情绪变化的关联也有 3 种可能：主要感觉变了，主要情绪未变；主要情绪变了，主要感觉未变；两者同时变化。

从治疗实践看，主要感觉与主要情绪分别或同时从不良者向良者的转化是疾病渐轻的表现，反之则往往说明病情加重。如果主要感觉与主要情绪变化方向相反，那么，主要情绪变化的意义通常有更重要的参考价值。例如，患者的主要感觉是从滑痒到疼痛，即从良转为不良，而主要情绪是恐惧到轻松，即从不良转良，此时疾病一般是向渐轻的方向发展；倘若是反过来，患者的主要感觉是从疼痛到滑痒，即从不良转良，而主要情绪是从轻松到恐惧，即从良转为不良，则应该考虑病情加重的可能。总之，在预示疾病的发展转归方面，情绪变化更为敏感些。

以上描述的是主要效应性质的类别方面。就其强度方面来说，所有不良感觉或情绪的减弱无疑均是指示疾病向愈，而所有良性感觉或情绪的增强有同样的意义。但应该注意的是，在疾病真正痊愈之时，良性的感觉和情绪也将淡化，机体复归于平和方是完全健康。

主要效应性质作为判断关键期的一项指标，较把握主要效应部位困难些，因为此项指标变化较细，且要考虑两个方面，但只要在临床上细心询问和观察患者的情况，基本的驾驭还是完全可能的。

三、主要效应方式

效应方式指气功效应发生作用的形式，有突变式与渐变式两种。突变式是气功效应的转变即刻发生，例如大痛大痒之后突然微酸微痒，这往往是大病顿除的象征。渐变式是气功变化缓慢，例如从痛逐渐变痒，这是"病去如抽丝"的表现。这两种形式在临床过程中并不是截然对立的，它们常交替出现，渐变孕育着突变，突变后又是渐变，每一次交替，都可能使疾病减轻一个档次，渐变与突变的关系即是量变与质变的关系，它们的交替，即质量互变。

在治疗实践中往往有这样的情况：开始进行气功锻炼时，患者会有一个疗效显著，疾病顿趋缓和的时期，随后则出现一段时间较长的维持期，此期间疗效没有显著提高，直到功力增长到相当的程度，另一个疗效显著的时期才会到来。这里前一个突变是正气发挥作用的开始，后一个突变则说明正邪对比发生了积极意义的转化。一般说来，气功疗效的突变较渐变有意义，但突变后的结果要由渐变维持，如果突变后情况不稳定，那么疗效就不那么可靠。

作为判断关键期的一项指标，主要效应方式中突变与渐变的转折点常有重要意义。这个转折点大都比较鲜明，容易捕捉。当然，仅靠此一项指标是不够的，还要结合另外两项指标进行综合分析。

通过综合分析主要效应部位、主要效应性质和变化的情况来确定气功治疗的关键期，应着重把握这三项指标中各自变化转折中有决定意义的部分。每一项指标中均可有多次，多种变化转折，其中哪些是有决定意义的呢？本文认为，主要效应部位从固定到游移的转折；主要效应性质中感觉、情绪类别变化从不良到良、其强度变化从强到弱的转折；主要效应方式从渐变到突变的转折；一般有决定意义（这里列举的转折是向疾病痊愈方向的，如果方向相反，表明病情加重，亦有决定性意义）。在临床实践中，这3项指标中有决定意义的转折未必同时到来，而且在判断关键期时，也不能等它们全都到来时才能作出，因为那时往往已经过了关键期。

本文认为，气功治疗的关键期指标是：主要效应性质已完成决定性转折，其他两方面已有变化，但尚未到决定性转折之时为关键期的开始，而3项指标中的决定性转折均到来之时为关键期的结束。这个设想仍需进一步在临床实践中检验，望同道予以指正。

最后补充一点：本文的分析主要针对气功效应产生的各项指标，而对患者的全身情况未论及，例如精神面貌、饮食、二便等等，这些内容在判断关键期时亦应参考，不能忽略。

（刘天君）

第十三章　气功治疗八法浅论

《素问·异法方宜论》对中医传统疗法早有记载："东方之域……其治宜砭石……；西方者……其治宜毒药……；北方者……其治宜灸焫……；南方者……其治宜微针……；中央者，其地平以湿，天地所以生万物也众。其民食杂而不劳，故其病多痿厥寒热。其治宜导引按跷。"它明确了《黄帝内经》成书时代广泛流行的六种中医传统疗法：砭石、毒药（中药）、灸焫、微针、按跷和导引。

导引，相当于医学气功，是传统中医治疗的重要手段。隋代巢元方领衔撰写《诸病源候论》，强调"汤熨针石，别有正方，补养宣导，今附于后"，仅仅记载280余条导引法作为唯一的治疗手段。其后，仅以导引法治病的中医典籍甚为罕见。目前医学气功治病，通常借用八纲辨证、经络辨证、藏象理论等指导临床实践。

随着中医气功学学科发展，上述指导原则越来越难以凸显中医气功学自身固有特点与学科特色，也更加无法满足医学气功的临床实践。如《诸病源候论》280余条导引法，前后有重复使用，也有一条病证下有多达10余条导引之术，表面上看来似乎符合"同病异治""异病同治"的传统中医思维体系；然而仔细分析，却是大相径庭。《诸病源候论》导引法更强调一证（症）一方，反复操作；虽然有一证（症）也可以数法，但是细究这些方法，与其说"同病异治"，毋宁说"异人异治"，即不同状态的人，选用不同的导引之法。在《杂病源流犀烛》中转载的导引治病之法，不论何种病候，均可行"南北规中引"之法，也可佐证中医气功治病之治则另有机杼。

有鉴于此，笔者本于"气一元论"，依据自身经验，总结出八种气机模式——升、降、出、入、虚、实、散、聚，在此基础上，针对八种气机模式，提出中医气功治疗八法——降、升、合、开、补、泄、固、通——用于指导中医气功临床。

一、理论基础

气一元论是气功八法的主要理论基础。

气是中医药领域里极为重要的研究范畴，也是中国古代哲学的基本观念。

气功是调身、调息、调心三调合一的身心锻炼技能。该定义从操作角度明确，气功最本质的特征是"三调合一"。调身，调整的是人体的姿势和动作，在中医理论中，属于"五体"范畴，"五体"为"气"化生凝聚而成，因而调身属于中医基础理论"调气"的范畴；调息，即调整人的呼吸，吸入之清气是宗气的重要组成部分，因而调息也属于中医基础理论"调气"范畴；调心，调控人的心理状态，属于中医理论"神"的范畴，《素问病机气宜保命集》认为"神依气位，气纳神存"，故而调神，也是调"气"。身、息、心三者性质虽然不一样，但是其本质为同一，《庄子·知北游》认为"通天下一气耳"。"气一元论"为中医所接纳，认为万物皆为"元气"化生，也是"整体观念"最直接的体现。

三调合一中的"一"，即是整体，气功修炼将看似完全不同的身心息，通过特定练习方式融合为一个"整体"。上述三者，成为一个整体，表现为功能上的完全融合，这显然需要一个过程。在这种状态下，身心息会随着内外环境的变化而同步不断自适应，因而三调合一的境界是变动不居，不停变化的。"三调合一"的整体状态，依据境界不同，大致可分为两个阶段：人自身融合为一个整体；人和外部环境融合为一个整体。前者可称为"形神合一"，后者则是"天人合一"。

二、适应范围

气功八法适用于练功达到形神合一的"气功态"阶段。

天人合一，在《素问·六微旨大论》中被认为是"不生不化"的状态，因为其"与道合同，惟真人也"。《素问·上古天真论》中对真人有详细的描述，他们"提挈天地，把握阴阳，呼吸精气，独立守神，肌肉若一"。所以在习练气功过程中如果能达到这种状态，所有的"调整"都是自然而然发生，三调会自然而然按照各自应当的状态而自动适应。

本文中提出的八种气机模式与对应的中医气功治疗八法仅适应于三调合一的"形神合一"阶段。从气功的修炼体验来看，形神合一阶段，意识虽可以觉察到三调的改变，但并未主动参与到调整过程中；而天人合一阶段，意识中的觉察成分也已经融入其中。应当指出，体验到"三调合一"，并不必然意味着能够保持"三调合一"。持续处于三调合一状态，不仅仅是一种能力，其本身也是"三调合一"能力的有机组成部分，更是获得气功疗效的前提。

三、原理概说

气是中医，或者说是中国古代哲学所特有的研究范畴，涵盖内容极为广泛。如前文所述，中医气功练习，本质上是调"气"，此处的"气"为身、息、神所共有的状态，在客观理论描述上，属于"元气"范畴；在主观练功体验上，是可以感知和把握的一种"流动"状态。这里的"流动"实际上是对气状态的描述，因为"气"本身生生不息，不停运动变化。

《素问·六微旨大论》认为"出入废则神机化灭，升降息则气立孤危。故非出入，则无以生长壮老已；非升降，则无以生长化收藏。是以升降出入，无器不有。故器者生化之宇，器散则分之，生化息矣。故无不出入，无不升降，化有小大，期有近远，四者之有，而贵常守"。可印证气机对于生命的重要性。

据此，可将气的功用概括为四类八种运行状态——升降、开合、补泻、固通。

1. 气功八法概论：在形神合一阶段，特定的三调组合，习练纯熟之后，能产生特定的气机运行效果——升降、开合、补泻、固通。

所谓升降，是指人自身体内气机的运动轨迹。升者，气机运动趋向于高处；降者，气机运动趋向于低处。在练功的主观体验上，是意识觉察逐渐向高处或者低处集中的趋向。

所谓开合，是指人体与外界环境之间的气机交换轨迹。开者，是气机运动趋向于体外；合者，是气机运动向体内汇聚。在练功的主观体验上，是意识觉察逐渐向体外或者体内集中的趋向。

所谓补泻，是指人自身"气"的增减状态。补者，是"气"逐渐充盈的过程；泻者，是"气"逐渐衰减的过程。在练功的主观体验上，是意识觉察气机运动强度逐渐加强或者衰减的过程。

所谓固通，是指人自身"气"运行速度增减的状态。固者，是气运行速度的减缓；通则是运行速度的加快。在练功的主观体验上，是意识觉察气机运动速度逐渐加快或者变缓的过程。

其中升降开合，侧重于气机空间上的敷布；而补泻固通，则侧重依赖于气机在时间上的积累。

2. 八种气机运行方式及病理表现：每个人体都是一个统

一的整体，因为形与神皆为"气化"。气聚则成形，散则莫测为神；气升降出入，生生不息，是生命存在的重要标志。气化在空间运动中表现为"升降出入"四种形式；在时间累积中则表现为"虚实散聚"四种状态。"升降"指人体自身内部气机的运行；"出入"则是人体与周围环境之间的交流，"呼吸"是联系"升降"与"出入"的重要纽带。"虚实"则是指一段时间内，气在"量"上的多寡；"散聚"反映一段时间内，气的分布状态。有虚有实保证了"气"的强度和范围；可散可聚，保证了"气"顺应环境的合理分布。

（1）升降出入的典型异常表现：升降出入相互作用，如果出现异常，机体会表现出一过性的异常，具体表现为主观上可以直接觉察的症状。一般而言，升降失衡主要表现为脏腑功能异常。如患者的主诉集中于胸膈以上，出现头痛、头重、咳嗽、呃逆、恶心等，是气的升发太过；如患者的主诉集中于胸膈以下，出现腹泻、便秘、小便失常等，则是气的下降太过。出入失常主要表现为肢体活动异常。如患者出现过量汗出则提示外出太过；如感冒汗出不畅，腰背僵痛，则提示外出不足。

（2）虚实散聚的典型异常表现：虚实失衡主要表现为脏腑功能的过盛与不足。如果患者出现持续的乏力易疲，提示气虚；如果患者全身上下内外均有不适，如出现持续的胸腹胀满等，提示气盛。散聚失衡主要表现为有形之物额外的增减，如果患者某处出现额外的形质，例如瘰疬、肿瘤，提示聚集太过；如果患者表现为身体内外均匀的形质增加，例如肥胖，则提示外散太过。

升者降之，降者升之，出者合之，入者开之，虚者补之，实者泄之，散者固之，聚者通之。

四、操作要领

气功八法的操作要领可以概括为动静搭配、呼吸为枢。中医气功，功法繁多。不同疾病，同一功法，多有治验；相同疾病，不同功法，亦可获效。其功法来源，系出多门，旁纳博取，不拘佛儒。从动静功法和三调操作角度，气功八法大致有如下两大操作要领。

1. 动静是枢纽：这里的"动静"是指动功和静功，具体地说就是动功主升降、静功主补泄。依据练功形式，气功可以分为动功和静功两大类。所谓动功，指的是具有明显肢体运动的功法；而所谓静功，则肢体保持相对的稳定。动功与气在空间上的运动息息相关；静功则与气在时间上的累积密切联系。因此，一般而言，在动功、静功搭配上遵循这样的原则：升降出入的异常，动功为主；虚实散聚失衡，静功主导。

2. 呼吸是关键：首先，呼吸状态可以分为三相——呼气、屏气、吸气。在不同呼吸阶段强调意念操作，以及不同呼吸状态下，伴随动作的速度，对于疗效都有重要的影响，调心与调息相融合的操作要领是呼吸速度宜慢宜细柔，以不憋气为度。其次，在动功和静功中，呼吸都是重要的操作组成部分。

动功的三调合一状态，以调身与调息为主，调心处于伴随状态，因为此时调心的意念更多会跟随动作而行。一般而言，习练动功达到形神合一状态时，吸气伴随向外向上的动作，能够提升气机；吸气伴随向下向内的动作，能够引气下行；呼气伴随向外向上的动作，可以使气外开；呼气伴随向下向内的动作，则使气内合。

静功的三调合一状态，调心与调息为主，调身处于伴随状态，因为此时调身的操作多为细微的姿势改变，幅度极小，第三者不容易觉察。一般而言，习练静功达到形神合一状态下时，吸气伴随向外向上的意念，能够固摄气机；吸气伴随向下向内的意念，能够内通聚积；呼气伴随向外向上的意念，可以使气外泄；呼气伴随向下向内的意念，则使气内补。

五、气功八法的应用举隅

本文以动功八段锦的第一节"双手托天理三焦"以及静功"静坐"为例，对中医气功八法的临床应用做一个简要的举例说明。

1. 双手托天理三焦：该节为八段锦第一节，包括三个连续动作：①双手于下丹田前方，十指交叉，手心向上，手带肩走，至平胸位置；②平胸反掌，掌心向上，向正上方推举，至肘关节伸直；③头顶双手分开，从体侧下落，回至髋关节两侧。

如感觉头痛不适，是气机升发太过，不得下降，故重用降法：动作 1 动作 2 呼气，速度宜快；动作 3 吸气，并且吸气尽量缓慢，以不憋气为度。反复操作，至症状缓解。此时该节的操作，可以从动作 3 开始。

如果出现腹泻，则是气机上升不够，故重用升法：动作 1，吸气；动作 2，屏气。吸气尽量缓慢，以不憋气为度；动作 3，呼气快速下落。反复操作，至症状缓解。

感冒时，其原因在于气机外出不够，故重用开法，使用双手托天理三焦治疗感冒的时候，动作 1 吸气；动作 2 呼气，并且呼气尽量缓慢，以不憋气为度；动作 3 则是屏气时快速下落。反复操作数次，即会有出汗的感觉。

当出现过量汗出时，为气机外出太过，当重用合法，使用该节治疗的时候，动作 1 动作 2 吸气，速度宜快；动作 3 呼气，并且呼气尽量缓慢，以不憋气为度。仍然是反复操作，至症状缓解。

在气机失常时，双手托天理三焦的操作有呼吸以及动作缓急的不同，其临床效果有差异；但是在平常健身养生的时候，操作呼与吸相随的动作是不强调缓急差别的。

2. 打坐：打坐（静功锻炼）时，呼吸与伴随的意念的差异，同样具有不同的临床效果。以意念"观想阳光"为例，做简要说明。意念向外时，操作要领强调观想位于下丹田的太阳光向四处辐射；意念向内时，操作要领强调观想阳光收入下丹田。

如持续的身体乏力，宜采用呼气伴随观想太阳下行至丹田，此为补法；如持续的胸闷腹胀，采用呼气伴随观想阳光由下丹田向四处辐射，此为泄法；肢体躯干某处持续疼痛，采用吸气后屏气，伴随观想太阳经由痛处下行至丹田，此为通法；而肥胖，可持续采用吸气伴随观想阳光由下丹田向四处辐射，此为固法。

六、气功八法的注意事项

中病即止是其主要注意事项。

升降出入、虚实散聚相互作用，互为因果，因此临床运用八法处置病情，指导练功，需要仔细衡量，认真体会，反复揣摩，合理调整功法习练内容，不可过于执着一端。病情简单明确的，可宗《诸病源候论》导引的使用原则，一症一法，反复习练。虚实夹杂的复杂疾病，则要注意根据患者的状态，随时调整，适时督导，合理安排动功、静功比例。

此外，中医气功治病八法专为治疗而设，因而病愈即止，不必继续练习该功法。

（刘　峰）

第十四章　练功偏差与防治

　　气功偏差俗称"走火入魔"，是指练功过程中，出现生理心理功能紊乱，思维情绪、行为举止失常，影响正常的生活和工作，且不能自行缓解的身心状态。"走火"原为道家修炼术语，即因火候（意念、呼吸的强度）失调而气机逆乱；"入魔"原为佛家修炼术语，为对入静后出现的幻觉信以为真。按现代医学知识，"走火"属生理功能紊乱，"入魔"属心理功能紊乱。由于二者往往相互影响，共同出现，故"走火入魔"并称。

一、偏差成因

　　气功偏差的形成原因大体可分为两类。一类是由于练功三调操作不当引起，即因调身、调息、调心的操作在认识、内容、强度、时间等方面出现问题而造成偏差。例如，如果过于追求意守或存想的对象，强度过大，时间过长，可能出现幻觉。另一类是精神病高危人群学练气功出现的偏差，此类偏差的练功者本人有精神疾病史，或有人格缺陷，或有精神病家族史等，学练气功后出现了偏差症状。

第一类偏差是真正的气功偏差，因为其成因源于长期的练功操作失当。对于第二类偏差，气功修炼可能只是诱因。临床上第二类偏差较第一类更多见，追查气功偏差患者病史，有精神病史、精神病家族史者多见，即使无精神病或其家族史，也大都具有内向、孤僻、敏感、思维缺乏逻辑性等人格缺陷。这类人群即使不练气功，也可能因为其他因素而诱发精神病。

二、偏差症状

气功偏差出现时，因生理心理功能紊乱而产生一系列临床表现，可分为躯体症状和精神症状两类。

1. 躯体症状

（1）头部：头昏、头痛、头胀、头部气冲感，或自觉头顶如物压迫、自觉如紧箍箍顶等。

（2）胸背部：胸闷憋气、心慌气短、呼吸紊乱不畅、两胁胀痛、胸背寒热等。

（3）腰腹、会阴部：腹胀腹痛、纳呆便秘、腹泻肠鸣、腰部重痛、丹田积热、遗精滑泄，有的还出现会阴、肛门处漏气感等。

（4）四肢：麻木胀痛、乏力疲软，四肢抖动等。

（5）全身：冷汗淋漓，或由于气机紊乱而出现难以忍受的酸、胀、冷、热等感觉，或内气上下走窜失控，或肢体动作剧烈怪异、大动不止等。

2. 精神症状： 一些精神病教科书中称此类表现为"气功诱发或导致的精神障碍"，此类患者如果没有精神病家族史，不属于精神病高危人群，通常预后较好，否则预后不良。

（1）神经衰弱：表现为夜不能寐、多梦早醒、喜怒无常、记忆力减退、注意力不集中等，常伴有躯体症状。

（2）情感障碍：喜怒无常，或抑郁、狂躁、紧张焦虑、悲伤易怒、或哭或笑，打滚吵闹，病人的语言往往与所练气功或气功师有关，呈阵发性，一般发作时间较短，且常伴有轻度意识障碍。

（3）自我意识障碍：病人常有附体体验，即病人自称是被气功师或神、鬼、灵魂附体。其声音变得特殊，其表情、动作、言语模仿所附者，这种现象见于气功特定文化环境中的精神障碍，被称为"与文化相关的精神障碍综合征"。

（4）幻觉妄想：幻觉和妄想是气功偏差常见的症状，其内容多较荒谬离奇。幻觉以幻听和幻视为多见，亦有幻触、幻嗅等。幻觉大部分为假性幻觉，且多与气功内容或宗教、迷信有关，大多不鲜明生动。妄想有被控妄想、受害妄想、夸大妄想及罪恶妄想。其中以被控妄想为突出，如感到自己被气功师或特殊仪器控制或操纵等。此症患者大多数不承认自己有病，而认为是由于他人恶意加害于他。病人往往不愿意接受治疗而相信气功师。当练功者出现幻觉、妄想症状时应马上就医，以免延误病情。

三、辨证分型

气功偏差按中医辨证主要分为气机紊乱型与情志失常型。

1. 气机紊乱型：可再分为气滞血瘀和内气游走两个证型。

（1）气滞血瘀证：主要原因为练功者意念运用不当、多思多疑；主要病机为肝郁气滞、气滞血瘀等；主要表现为患者自觉内气停留局部，或头或胸或下腹等，胀痛难忍；治疗原则当以行气通络、活血化瘀为主。

（2）内气游走证：主要原因为练功者呼吸及意念运用不当，或练功中受惊；主要病机为气行逆乱；主要表现为患者自觉内气流转不停、无法摆脱，甚至全身乱窜，或全身大动不止，不能自主，心烦意乱；治疗原则为理气安神、引气归元。

2. 情志失常型：可再分为痰气郁结和痰火上扰两个证型，均属中医"癫狂"范畴。

（1）痰气郁结证：主要原因多为练功者本身情志抑郁、性格内向，加之练功操作不当；主要病机为肝郁气结、脾虚生痰、痰气互结；主要表现为各种情志障碍；治则当以疏肝解郁、化痰开窍为主。

（2）痰火上扰证：主要原因多为练功者本身心理缺陷，或急躁易怒，加之练功操作不当，或执幻为真；主要病机为肝火痰热上扰心神；主要表现为各种精神症状以及失眠头痛等；治疗原则应清肝泻火，开窍涤痰。

四、纠治方法

偏差治疗可根据上述中医辨证分型、虚实寒热及其治疗原则，采用点穴、拍打、导引、针灸、方药等多种治疗方法，以期取得理气通络、行气化痰、导气归元、安神定志之功。

首先应消除患者的紧张情绪，树立纠偏信心。可让患者参加文体活动或轻微的体力劳动，消除悲观心理，增加乐观情绪。另外，此类患者往往对气功修炼认识不当，追求过高过多，故应根据患者出偏的实际情况，从练功原则、练功要领等方面进行分析引导，帮助患者正确认识气功，以助偏差纠正。下面介绍几种常用的纠偏方法。

1. 自我纠偏： 一旦发生偏差，应立即停止练功，针对诱发偏差的原因，及时进行自我纠偏，改变不当的姿势、意念、呼吸等三调操作方式，同时配合自我按摩、点穴、导引等方法。

（1）躯体放松：放松法可以缓解紧张，适用于身形紧张、呼吸紧张、意念紧张所致的偏差。可选用放松功或气功临床上常用的放松操等。

（2）自然行步：自然站立，全身放松，然后开始向前行步。出足后，前足跟先落地，头颈自然伸直，两手自由摆动，目视前方。行步的速度可每分钟 60～70 步，根据个人的体力情况，每次可行步 20～30 分钟，或 60 分钟；每日早晚 2 次；步行时保持全身放松、自然。此法对疏通全身气血，转移出偏者紧张的思想情绪，调整人体阴阳平衡，均有很好的作用，且方法简单，易学易练。

（3）振动经络：治疗轻度气机逆乱可用振动经络法，以疏导气血，消除症状。取自然式站桩，头身正直，两手自然下垂，膝自然伸直，全身放松；然后配合吸气抬起足跟，配合呼气下顿足跟，且下顿时能感觉直振到后脑。每次练习可振动 36 次左右，每日可酌情练习 3 ～ 4 次。

（4）拍打经络：自然站立，全身放松，两足与肩同宽，以手掌按人体十二经脉循行路线拍打。其顺序：①从胸部沿两臂内侧拍打到手心，先左侧后右侧；②从手背沿两臂外侧拍打到头部，先左侧后右侧；③从头部向后，沿背部经两腿后面，拍打到足跟，再到足背，然后由足背向上，经两腿前至腹前，再向上拍打经胸至头面部。每日自我拍打 1 次，轻拍重拍各 1 遍。拍打可以疏通气血，调畅经气，平衡阴阳，使气机紊乱的偏差得以纠正。

（5）穴位按摩：用三指或手掌推或者擦膻中穴和大椎穴，每次 10 分钟，每日 1 ～ 2 次，能疏通全身的阴脉和阳脉，使乱窜之气得以归经。亦可用自己手掌心摩擦脚掌心，并有意地将气下沉到脚心，每天擦摩双脚心 300 次左右。

以上自我纠偏方法，患者可依据不同的偏差表现和身体特点及习惯，选择运用。

2. 纠偏治疗：气功偏差的患者出现症状后，如通过自我纠偏未能消除，应立即赴医疗机构救治，以免延误病情。临床上常用的治疗方法有以下几种。

（1）心理疏导：引起气功偏差的原因很多，有的是自学之后，盲目练习，没有掌握练功要领而出偏；有的是其本身心理就有缺陷或情绪郁结，经学练气功而诱发偏差；还有的对气功出现的某些景象或感受道听途说，一知半解，却在练功中刻意追求以致出偏。因此，在临床治疗偏差患者前对其进行心理疏导，解释沟通非常重要。通过解释交流，既宣讲了一些正确科学的气功修炼方法以及练功准则，帮助患者纠正错误的认识，同时又帮助他们解开了心中的郁结，使他们能树立对医生及治疗的信心，更好地配合治疗。

（2）气功导引：应用气功导引的方法治疗气功偏差，即针对偏差形成原因采用特定的气功导引方法。此法应由有相当气功修炼水平的医师施术，如果应用得当，能够有较好的治疗效果。气功导引可分为整体施治和对症纠偏两大类。

1）整体施治

点穴拍打按摩：根据偏差的临床辨证分型，确定相应的治则治法后，治疗者运气于掌中，循经取穴，如头部的百会、印堂、太阳、神庭、风池，胸部的天突、膻中、期门、中脘，腹部的气海、关元、大横、天枢等，通过点穴拍打按摩上述穴位以及相应部位，达到疏经通络、开窍化痰和引气归元的功效。

外气导引：对一些偏差症状较严重的患者，除教患者自我纠偏外，可由气功医师发放外气导引纠偏。根据不同偏差表现，可采用理气法、降气法等。

外气导引纠偏对部分患者有较好的疗效，有关外气的作用机制及其争议，可参见中国中医药出版社出版的《中医气功学》现代研究一章中的相关论述。

2）对症纠偏

泰山压顶：由于练功中意守强度过大，出现头部重压、气聚头顶的不适感，称为"泰山压顶"。纠治方法：①暂时放弃所练功法，改练整体放松功，练功后自我按揉太阳穴、风池穴各100次；②气功医师半握拳，以大拇指尖推患者百会穴，运用外气向下推按，反复进行，待患者觉得头部轻松，有泰山搬掉之感即可。

漏气遗精：练功中或练功后，自觉有气从前后阴或会阴部进出，称为漏气，可发展为遗精。纠治方法：①经常擦揉丹田及肾俞至微热即止，可使漏气遗精逐渐减少、消失；②做提肛收腹运动；③气功医师向患者脐中、关元、命门发放外气，使小腹微热即可。

气窜不止：是指患者感觉全身到处有气流窜，或气阻夹脊、玉枕，或盘旋于头部，即所谓气冲头，或气冲于胸，或下窜丹田……有的经久不愈。纠治方法：①停止练功。②根据气滞局部或气流全身的不同，采用局部或全身拍打，可自我拍打或由气功医师拍打。拍打的穴位、经脉，可取百会、玉枕、肺俞、膏肓、命门、督脉、膀胱经、胆经等。③选练六字诀中的"嘘""呼"二诀。

外动不已：由于练功者盲目追求动触现象，出现头部、身体摇动不能自主，前俯后仰，手舞足蹈，甚至翻滚，跳跃不能控制。纠治方法：①停止练功。②对大动不止者，可由医师乘其不防备时突然用手掌猛击其背部，或突然大声喝令停止。这种突然的强刺激，有时能即刻收到效果。③气功医师对患者大椎、曲池、合谷、肩井穴行外气按摩，或循一定的经络进行外气导引，使气循经络路线行走，调整逆乱的气机，就可能逐渐纠正外动失控现象。

出偏入魔：练功中或练功后，出现精神抑郁或狂躁、神情恍惚、幻听幻视、哭笑无常等现象。这是最严重的偏差。纠治方法：①做心理治疗；②气功医师点按百会、印堂、人中、合谷、大椎等穴，并发放外气沿任脉导引经气归入丹田。

除以上纠偏方法外，尚可采用中西药物、针灸、推拿等方法纠偏。临床上根据具体情况，可单用一种方法，或几种方法结合纠偏。中医中药方面可按辨证分型，确定治则。

五、偏差预防

气功偏差重在预防。根据偏差的成因，应从以下几个方面积极预防。

1.要掌握基本的练功要领。即练功者在练功过程中要注意松（主要是避免形体紧张、情绪紧张）、静（练功时不管闲事，其他事练完功再说）、自然（不要刻意追求练功效果，只计耕耘不计收获），认真学习功法要点，练功过程不要依自己的想法随意更改功法，也不要一味追求"气感"，否则在对身体神、气状况不十分明晰的情况下，乱改功法容易导致偏差。

2.教功者要有一定的资质。教功者既要掌握所教功法的内涵和要领，又要具有一定的教育经验，要善于"因人施教"。

3. 要了解学功者的病史和人格。即建议精神疾病患者、有精神病家族史者，及有内向、孤僻、敏感、思维缺乏逻辑性等人格缺陷、分裂性人格表现者，暂勿练功，以免诱发精神病而出现偏差样症状。

（刘　刚　张海波　刘天君）

第十五章 医学气功临床研究的
方法和思路

　　气功的疗效评价与临床研究方法的正确选取密切相关。临床研究方法，是以人体为对象的科学实验，通过治疗活动对疗法进行评价。规范的气功临床研究，有助于气功的应用与发展。因此，气功临床研究中，方法的选取至关重要。本文参考了现代医学临床研究中的常用方法，筛选了其中气功临床研究可以参考的方法予以述评，并结合笔者多年的科研经验，提出管见。

一、医学气功可参考的临床研究方法

　　1. 随机对照试验：随机对照试验（randomized controlled trial，RCT）是按照随机方法，将研究对象分配到试验组和对照组，试验组实施干预措施，对照组给予其他措施或安慰剂。经过对研究对象一段时间的随访观察，比较两组疗效差别，整个研究过程要求实施盲法，最大限度控制研究中存在的偏倚。

RCT 具有组间可比性好、结果可信度高、研究者可主动控制防治措施等优点，是治疗性临床研究的金标准。RCT 的原理是被评价的干预措施与对照的措施疗效存在不确定性（即不确定性原则），研究假设干预措施与某一结局指标之间存在因果关联，通过对比研究获得这种因果关联是否成立的证据。其原理是有其因就必有其果，但对于很多慢性病来说，影响疾病疗效和预后的因素很多，尤其是对于并发多种疾病的患者而言。这时设立"对照"的目的实际上是对各种影响因素进行"控制"（control），研究者能够做的就是制定严格的纳入与排除标准，使被研究的对象更加"单一"（即产生一个同质性的人群）。但这是基于对已知的影响因素加以控制，现实当中有诸多未知的影响因素存在，且无法排除，因此，在解释一项阴性的试验结果时，需要十分慎重，研究者需要明白"阴性的试验结果并不等于无效的结论"。

对于气功的临床研究，不可回避的是如何兼顾患者对治疗的偏爱和选择，以及这种对治疗的选择在干预试验研究中的伦理学问题。而且，对于气功疗法，盲法难以实施。因此，将 RCT 用于评价气功疗法时，会面临较大困难。

2. 随机交叉对照试验：随机交叉对照试验（randomized cross—over controlled trial）属于前瞻性研究，是对两组受试者使用两种不同的处理措施，然后互相交换处理措施，最后将结果进行对照比较的设计方法。用随机的方法把患者分为两组，每个受试者或先或后都接受试验组或对照组的处理和治疗，至于谁先进入试验组或对照组，可采用随机的方法确定。该方案有两个处理阶段，两个阶段之间有一个洗脱期，以避免第一阶段的干预措施的残留效应。洗脱期的长短需结合干预疗法的半衰期，务必使受试者的情况在第二阶段开始前同第一阶段开始前基本相同。

随机交叉对照试验比较适合气功临床研究，此设计能够在一定程度上兼顾患者对治疗的偏爱和选择。实施此类对照的条件是原有的治疗作用在间歇期内被洗脱掉，第二阶段开始前两组病例的基本情况应与第一阶段开始时完全一样，尤其适用于症状或体征在病程中反复出现的慢性疾病。在随机交叉对照试验中，每个研究对象都接受了两种方案的治疗，消除了个体间的差异。结果是基于患者自身比较，效果观察较准确。而随机分组，可以避免组间差异。但应用此研究设计时，须明确所选用气功疗法的残余效应。

3. 同个体自身前后对照试验： 同个体自身前后对照试验（before-after study in the same individuals）系指同一组患者先后接受两种不同的治疗，以其中一种治疗作为对照，比较两种治疗结果的差别，以确定所考核药物的疗效的一种设计方案。在研究过程中，试验和对照两种措施的先后安排可以是随机的，也可以是非随机的，但最佳决策是采用随机方法选择试验措施或对照措施作为第一阶段的试验。然后进入洗脱期，洗脱期结束后，更换为试验措施或对照措施开始第二阶段的试验研究。完成后分析和比较两个阶段的结果。

此设计较为适合气功临床研究，但在使用时须注意。如受试者仅接受前、后两个阶段的一种治疗，则作退出处理，不宜统计分析它的结果。如果研究中仅有一种治疗措施，观察治疗前后的效果，则不能称为自身前后对照研究，例如进行气功疗法干预后，观察干预前后某一指标变化幅度，均应属于描述性研究，而不要误认为是自身前后对照研究。

4. 前瞻性队列研究： 前瞻性队列研究是选择两组或多组未发生研究结局的队列，随访观察一定的时间，通过测量和比较两组或多组研究队列的研究结局发生率，探讨暴露因素与研究结局之间关联强度的分析流行病学方法。其优点是：①被研究人群的条件、各项观察指标、结果评定方法等都可以实现标准化；②混杂因素易于控制；③可同时观察暴露因素所致的多种疾病。

考虑到个体化辨证施治是中医的特色，在 RCT 不适用时（如医德、伦理问题），可以用队列研究，在经过良好设计、随访观察并收集详细资料的基础上，可以得出和 RCT 有同样说服力及意义的结论。所以将队列研究设计应用于气功临床试验，具有可行性和应用前景。但是队列研究所需样本较大，随访观察时间长，人力、物力花费多，目前将其应用在气功临床研究上难度较大。

5. 病例系列和单个病例研究： 病例系列是对曾暴露某种相同干预的一批患者的临床结果进行描述和评价。包括两种类型：仅有治疗后结果的病例系列和有治疗前后对照的病例系列。病例系列中最有价值的是"全或无病例系列"，也就是说病例系列中报告的患者在治疗与不治疗之间发生了非常明显的变化。有两种情况：一种是若该病不进行如此治疗，患者全部（或绝大部分）会死亡，但接受治疗后，一部分或很多会存活；另一种情况是若该病不进行如此治疗，大多数患者会死亡，接受治疗后，没有或几乎没有患者死亡。单个病例研究是对单个患者暴露某种干预并产生的某种结果进行描述和评价。

病例系列和单个病例研究均属描述性研究，用来记录事件，在临床研究中证据等级较低。虽然病例系列和单个病例报告被认为是能够提出假设、但是不能证明假设类型的报告，但严谨设计、严格执行并客观报道的病例系列和单个病例可以为临床提供实际的信息，提示两种变量间的关联性。因此，病例系列和单个病例报告能够为气功临床研究指明方向，为日后进行进一步研究提供思路。

6. 真实世界研究方法：针对严格的解释性随机对照试验（RCT）纳入人群限制较多，处理措施控制严格，使得研究结果的内部真实性较高，外部真实性却较差，研究结果的实际应用推广受限等问题，国际上在实用性随机对照试验的基础上，提出了真实世界研究（real-world study，RWS）的概念和方法，通过"真实世界样本"来反映真实世界总体，最初主要用于对药物临床不良反应的监测，就某药物在现实临床中监测到不良作用，采用药物流行病学分析方法，予以辨别是否属于该药的不良反应；其后逐步发展到上市药物有效性和安全性再评价和临床干预措施的评价，主要是在不限定临床干预措施的情况下研究其效果。

真实世界研究范式的核心要素有 3 个：一是遵从临床医疗的实际，不预设和限定临床实际医疗过程；二是构建一个相对结构化的信息采集分析系统，实现临床科研信息共享；三是把医疗实践和科学计算结合起来，通过海量数据挖掘并解决实际问题。真实世界临床研究是基于临床科研一体化理念，参与者既有临床医生也有研究者，医生的首位目标与常规诊疗无二；客观上分析，患者（同时作为受试者）的风险不大于其临床医疗风险且并不影响其利益，因此真实世界与常规诊疗有着一致的特征。该范式继承了中医研究的基本模式，融合现代临床流行病学、循证医学、统计学和信息科学等概念、理论和技术，以中医临床科研信息共享系统为支撑。此范式仍处于发展阶段，其本身的方法学和应用实践也在不断完善中，但相信 RWS 将成为气功临床研究方法中的新思路。

二、气功的临床研究思路与建议

1. 完善的实验设计：临床研究方案基于真实事件。实验设计的原则包括对照、随机、重复以及盲法。开展临床试验需要现代化的医疗条件，需要大量样本的研究对象及专业医院。样本量的大小需要根据研究目的、设计类型、专业要求和统计学要求而定。实验方案应该尽量详细，从受试者目标人群的选取，到纳入排除标准的设定，再到具体的气功功法的培训方案，以及数据的统计分析方案，都需要在正式实验开始前确定。

　　气功疗法是主动疗法，其与药物疗法等被动疗法不同，更强调患者的配合，尤其是不同群体对不同功法的接受程度以及依从性。因此，有条件最好开展预实验，及时修正方案设计中不合理的环节，调整实验流程的细节，以确保实验的可行性。

　　2. 严格的质量控制：气功临床的核心环节是功法的培训，为获得理想的实验数据，需要严格把控功法培训的质量。功法讲授者需要细化所授功法要领，确定功法的操作标准，使受试者能够清晰地掌握功法。实验人员需要对功法的调身、调息、调心的熟练程度进行质量监控，评估功法培训效果和质量。受试者在每次培训结束后，均需要填写自评表。实验人员需要根据受试者自评表填写情况，进行汇总，对共性问题在下一次培训时集中予以解决，对个性问题予以单独辅导。在培训一段时间后，需要2人以上的气功实践者，按照功法操作要领，对受试者的功法掌握程度进行考评，确保受试者所学功法操作准确。

　　在受试者已熟练掌握所学功法后，才可根据实验设计，选择是否进行自主训练。若进行自主训练，受试者须在每次自主训练结束后，填写自主训练自评表。实验人员须按时汇总自主训练情况，记录受试者的自主训练次数、频率、时长等数据，并对受试者在自主训练过程中遇到的问题及时予以解决，以免受试者自行练功而产生偏差。

　　3. 全面的疗效评价：目前的临床研究多套用现代医学相

应疾病的评价标准，过于重视临床症状及实验室的评价指标，而缺乏长期、动态随访的客观终点指标如病死率、再住院率、生活质量（QOL）等，缺乏符合气功自身治疗特色和疗效优势的评价指标。因此，设计符合气功疗法特点的疗效评价体系势在必行。

气功是调身、调息、调心三调合一的心身锻炼技能，所以对气功疗效的评价不应只关注影像、生化等客观生理指标，还应该兼顾反映受试者内心活动状态的主观心理指标。所以，为了更加全面地评估气功的疗效，应该运用大数据的思路，从身、心双维度角度出发，建立客观与主观评价体系。

在过去，临床研究多关注患者的疾病相关生理生化指标，而往往忽视患者的主观感受。因此，疾病的客观评价体系已日趋完善，在进行气功临床研究时参考最新研究即可，而主观的评价体系需要研究者重点考量。目前，在临床研究中，通过测评患者对自身疾病症状及其对日常生活所造成的影响所持的态度，来决定治疗方案以及作为评价疗效的工具已经越来越普遍。过去医学界广泛采用实验室指标作为临床疗效的有效性评价方法，随着医学模式的发展及整体医学时代的到来，患者报告的资料在疾病诊断及疗效评价过程中的重要性成为了临床疗效评价关注的焦点。基于患者报告的临床结局（patient reported outcome，PRO）是指直接来自于患者对自身健康状况、功能状态以及治疗感受的报告，其中不包括医护人员及其他任何人员的解释。PRO 数据是通过一系列标准化的问卷收集而来的，这些问卷作为测评工具，由明确的概念框架构成，其中包括了症状、功能（活动限制）、健康形态/健康相关生命质量（HRQL）或生命质量以及患者期望等各个层面的内容。目前，PRO测评量表作为对软指标量化、客观化评价的工具，在国际上已得到医学界的广泛认可。伦敦白皮书"Our Heath，Our Care，Our Say"提出健康和社会服务机构应该更多地为患者和用药者的需要、选择和喜好负责。针对长期慢性病患者（如心脑血管疾病、呼吸道疾病、糖尿病、高血压病、关节炎以及癌症与肿瘤等），要想让其学会自我照护，减少不必要的住院，并能够掌控自己的生活，尽量减少疾病带来的不利和不便，直接来自患者的感受和意愿便是工作开展的起点，也是疗效评价的最重要环节。PRO的提出与气功疗法的目的相符，因此，笔者建议同仁们将其理念引入气功临床疗效评价，用以评价受试者的心理状态（如抑郁自评量表、焦虑自评量表等）、练功过程中的主观感觉，以及生存质量等。

三、结语

随着医学的不断发展，许多疾病的治疗手段接近于瓶颈状态，国内外临床医生也逐渐将关注点转移到中医学领域，如治疗手段的针灸、推拿、气功等，治疗理念的"治未病"等。对于针灸、推拿等研究已硕果累累，但气功在临床医学应用研究相对较少，且缺乏规范性及系统性。现代医学忽视了人体自身的力量，而气功疗法能够弥补现代医学在此方面的不足。如今，人们的生活水平逐渐提高，医学科技高速发展，治疗各种慢性疾病和"治未病"将成为医疗保健发展的主要趋势。而作为中医"治未病"首要手段的气功疗法，与未来大健康产业发展的趋势相一致。因此，气功的临床研究将成为未来的研究热点。在此背景下，我们应抓住机遇迎接挑战，用高质量、规范的临床研究推动气功事业的发展。

（魏玉龙　胡庆川）

后　记

　　《中国医学气功学会推荐功法（第一辑）》出版后，在业内外得到了较好的反响，不少人向学会办公室和我本人建议出版第二辑推荐功法。有鉴于此，学会主要领导在今年早先的办公会议期间，决定围绕中医气功的临床应用，出版《中国医学气功学会推荐功法（第二辑）》，并责成我继续主编。

　　接到任务后，根据学会主要领导的推荐，我先后接洽了学会对功法研究有较深造诣的理事、常务理事，以及虽非医学气功学会的会员，但持有较好医学气功功法的朋友，并听取了大家对本书编辑的意见、建议。为保持图书出版的连续性，本书沿用"第一辑"的基本框架，体例上基本保持了"第一辑"的风格，但没有强调绝对相同。为确保图书的科学性和可读性，以理论科学、方法完整、作用可靠、知识产权清晰四项标准，遴选了10个功法入选本书。

　　在本书组稿和编辑出版期间，我们得到了业内外许多专家、老师的热情帮助和亲切指导，主审刘天君教授亲笔为本书作序褒扬，各位作者冒着酷暑反复修改文本，精心拍摄照片、视频，两位副主编刘峰、张海波副教授，承担了统稿、校对等大量烦琐的具体工作，在此我作为主编，向他们表示衷心的感谢！

　　然，书不尽言，气功（尤其是功法）的许多内容实难以用语言表达清楚，加之我本人学术水准有限，书中肯定还存在一些不足，甚至谬误，还望读者不吝赐教，以便重印时改正。

黄　健

戊戌孟冬于上海